Ulrike Schwemmer
Medizin im neuen
Jahrtausend

Ulrike Schwemmer

# Medizin
## im neuen Jahrtausend

Welche Krankheiten
schon morgen heilbar sind

Deuticke

# Inhalt

# Einleitung

Der Traum vom ewigen Leben und von ewiger Jugend ist so alt wie das Menschengeschlecht. Selbstverständlich nur unter der Voraussetzung, man erreicht diesen Zustand im Vollbesitz seiner körperlichen und geistigen Fähigkeiten, das heißt, ohne nennenswerte Einschränkungen, ohne Gebrechen und Krankheiten.

Es gibt kaum ein Gebiet, auf dem in der Vergangenheit so erfolgreich geforscht wurde wie in der modernen Medizin. Und vieles, was ein oder zwei Generationen vor uns noch wie die Ausgeburt überspannter Phantasie erschien, ist heute bereits in greifbare Nähe gerückt. So hat sich die durchschnittliche Lebenserwartung in den letzten hundert Jahren mehr als verdoppelt, fast verdreifacht, und die Anzahl derer, die locker die magische Grenze 100 überschreiten, nimmt ständig zu.

Natürlich ist hohes Alter nur dann ein Gewinn, wenn die Lebensqualität stimmt. Hilfloses Dahinsiechen als Pflegefall ist für niemanden erstrebenswert, ebenso wie die bislang noch als unausweichlich geltenden Verfallserscheinungen des Körpers infolge des natürlichen Alterungsprozesses. Und dieses Ideal scheint inzwischen tatsächlich erreichbar. Stellt doch das Angebot an Pillen, Kuren und sonstigen Reparaturmaßnahmen für den Körper die potenziellen Patienten vor die Qual einer schier unüberschaubaren Wahl. Möglich ist vieles, vorausgesetzt, man ist bereit, einiges zu investieren.

So schieben hoch dosierte Vitaminpräparate das Absterben der Zellen hinaus und schützen wirksam vor Arteriosklerose und Herz-Kreislauf-Erkrankungen. Verschlissene Organe können immer unproblematischer ersetzt werden, der Reparaturbetrieb Medizin macht auch dies inzwischen möglich. Und gegen fast alles gibt es irgendeine Pille. Auch äußere Anzeichen des altersbedingten Verfalls, wie beispielsweise unangenehme Falten als Zeugen eines wie auch immer intensiv gelebten Lebens, müssen nicht mehr sein. Jede oder jeder kann am Morgen bedenkenlos in den Spiegel schauen, ohne angesichts der Zerfurchungen einen Traumatherapeuten aufsuchen zu müssen. Die Schönheitschirurgie macht dies auf virtuose Weise möglich. Falten werden unterspritzt, Fettpolster werden abgesaugt, es wird geliftet und gestrafft und der ewigen Jugend steht zumindest optisch nichts mehr im Wege.

Der Fit-for-fun-Wahn treibt die absurdesten Blüten.

Jedoch sind die Heilsversprechungen der modernen Medizin leider nicht für jedermann zugänglich. Entwickelt sich doch unser Medizinbetrieb in zunehmendem Maße zu einer Zweiklassenmedizin, man munkelt sogar schon von einer Tendenz zur Dreiklassenmedizin.

Bis vor kurzem konnte man die Inselbewohner jenseits des Ärmelkanals nur bedauern und wähnte sich weit entfernt von einer derartigen Entwicklung. Doch die moderne Gesundheitspolitik sorgt jetzt auch bei uns dafür, dass der Fortschritt der Medizin nur von wenigen genutzt werden kann. Am gesündesten stirbt derjenige, der sich sein Wohlbefinden etwas kosten lässt und in ein gesundes Alter rechtzeitig investiert. Der Fortschritt der Medizin ist oft keine Massenware, sondern wird immer mehr zum Privileg einer zahlungskräftigen Elite.

Die Visionen und Ziele von Wissenschaftern und Medizinern gehen zugegebenermaßen in eine ganz andere Richtung. Und so manche Hoffnung scheint in diesem Zusammenhang berechtigt, so beispielsweise die Heilung von Erbkrankheiten durch die Gentherapie, die Herstellung von sicheren Arzneimitteln durch die Gentechnologie und die gewaltigen Fortschritte in der Chirurgie, welche sicher dazu beitragen können, den Betroffenen Angst und Schrecken zu nehmen.

Doch die aktuelle Entwicklung scheint in eine diametral entgegengesetzte Richtung zu laufen. So ist das geballte medizinische Fachwissen nicht nur hauptsächlich für diejenigen verfügbar, die es sich leisten können, man muss als Patient längst auch über das entsprechende Wissen darüber verfügen, was auf dem jeweiligen Gebiet überhaupt möglich ist und welche modernen Alternativen es zu traditionellen Therapien gibt. Der Patient muss sich erst einmal in dem Dschungel von Fachgebieten und ihren zugehörigen Fachärzten zurechtfinden. Es bedarf keiner großen Prophezeiungsgaben um vorherzusagen, dass sich diese Entwicklung beschleunigen wird. Je weiter die Fortschritte in der Medizin voranschreiten, desto mehr differenziertes Spezialwissen ist gefragt.

Die moderne Gesundheitspolitik trägt diesem Sachverhalt jedoch keine Rechnung, im Gegenteil: Dem Hausarzt soll künftig wieder die Verantwortung für das Wohl der Patienten überlassen werden, er entscheidet, was gut oder schlecht ist, welche Medikamente verschrieben werden dürfen und ob ein Patient zu einem Spezialisten überwiesen werden soll. Dies wäre nicht weiter tragisch, wenn die Voraussetzungen andere wären. Die Rolle des Hausarztes hat sich in den vergangenen Jahrzehnten radikal gewandelt, er ist schon lange nicht mehr die Vertrauensperson, die eine Familie »von der Wiege bis zur Bahre« behandelt und begleitet. Dies kann man auch nicht mehr erwarten, da sich Diagnostik und Therapie fulminant verändert haben. Es ist heute für einen nicht spezialisierten Arzt kaum mehr möglich, sich einen alle Gebiete der Medizin umfassenden Überblick zu verschaffen. Selbst manche Spezialgebiete sind inzwischen so groß und komplex, dass sie in verschiedene Unterabteilungen gesplittet werden müssen. Zudem zählt die Ausbildung des Allgemeinarztes ohne Facharztausbildung zu den dürftigsten. Sie wird im Eiltempo durchgepaukt und ist kaum dazu angetan, mit der rasanten Entwicklung in der Medizin Schritt zu halten. So verwundert es nicht weiter, dass sich so mancher Arzt von seiner neuen Rolle überfordert fühlt. Da er aber gleichzeitig unter heftigstem Konkurrenzdruck steht, meint er, es sich überhaupt nicht leisten zu können, einen Patienten an einen Spezialisten abzugeben. Im Gegenteil, um überleben zu können, muss er an einem Tag möglichst viele Patienten durch seine Praxis schleusen, um einigermaßen die Kosten für seine Praxis aufbringen zu können. Selbstverständlich geht diese Entwicklung zu Lasten der Patienten, die sich oft vernachlässigt und unverstanden fühlen. Denn viel Zeit für ein Gespräch bleibt in diesem System nicht, zumal die Beratung gerade hinsichtlich der Honorarordnung stiefmütterlich behandelt wird. Weiters müssen sich die teuren Geräte amortisieren, soll die Praxis nicht zum Verlustgeschäft missraten. Von einem modernen niedergelassenen Arzt wird heute mehr unternehmerisches Denken gefordert als medizinisches Wissen. Viele Patienten reagieren darauf mit Flucht und suchen sich Ansprechpartner und Ärzte, die ihnen das Gefühl vermitteln, mit ihren Problemen ernst genommen zu werden, weil man sich Zeit für sie nimmt und ihnen zuhört. Damit erklärt sich auch das zunehmende Interesse an alternativen Heilverfahren wie beispielsweise an der Traditionellen Chinesischen Medizin (TCM) und an Ayurveda, denn hier steht der Mensch noch als Ganzheit im Mittelpunkt der Betrachtung. Andererseits führt diese Tendenz dazu, dass sich immer mehr Scharlatane als Trittbrettfahrer diesen Trend zu Nutze machen, um teilweise mit windigen Angeboten und Therapien ihren Profit zu machen.

Wohin diese Entwicklung gehen wird, ist derzeit nur schwer abzusehen. Unbestritten ist jedoch, dass sich der Fortschritt in der modernen westlichen Medizin nicht aufhalten lassen wird. Manches scheint so phantastisch, dass es aus einem Sciencefictionroman stammen könnte.

Bei vielen erwecken diese Fortschritte Neugierde und Hoffnung, aber gleichzeitig auch eine verständliche Angst. Laienhafte Berichte in den Medien spielen mit solchen Emotionen und stellen die Ergebnisse der Forschung teilweise als modernes Hexenwerk dar oder als die Auferstehung Frankensteins. Insbesondere die Möglichkeiten, die sich durch Biotechnologie und Gentechnologie eröffnen, haben für viel Verwirrung und Misstrauen gesorgt.

Dies gilt auch für andere Bereiche wie beispielsweise neue Medikamente, Diagnose- oder Therapieverfahren.

Unübersehbar ist jedoch, dass das Thema Gesundheit mit all seinen Schattierungen, seien sie positiv oder negativ, einen immer größeren Raum in der öffentlichen Diskussion einnimmt. Selten hat die Pharmaindustrie so viel in Werbung investiert, eine Tendenz, die weiter zunehmen wird. Inzwischen darf auch für verschreibungspflichtige Präparate öffentlich geworben werden, was bis vor kurzem gegen das Arzneimittelgesetz verstieß. Der Patient steht immer mehr als »Verbraucher«, »Kunde« und als Adressat der Medien im Mittelpunkt des Interesses. Er wird hart umkämpft, denn er hat künftig maßgeblich darüber zu entscheiden, welche Medikamente ihm verschrieben werden und welche Therapie für ihn die beste ist. Dies kann er aber nur, wenn er möglichst umfassend über die aktuellen Entwicklungen und Möglichkeiten informiert ist. Es liegt in der Logik unserer Versicherungssysteme, dass dem Einzelnen künftig eine ständig wachsende Verantwortung für die eigene Gesundheit aufgebürdet wird. Dabei muss er darauf achten, nicht zum Spielball der verschiedenen, selbstverständlich auch wirtschaftlichen Interessen zu werden.

# I Der Natur ins Handwerk gepfuscht?

## Die Errungenschaften der Gentechnologie

### Ein kurzer Überblick

Die Gentechnologie hat wie kaum ein anderes Gebiet in den vergangenen Jahren für heftige Diskussionen und Aufregungen gesorgt. Nicht zuletzt im Zusammenhang mit gentechnologisch veränderten Nahrungsmitteln. Bekannteste Beispiele waren über Jahre die »Antimatschtomate« und die gentechnologisch veränderten Sojabohnen. Viele Verbraucher befürchteten, dass sie durch den bloßen Verzehr dieser manipulierten Nahrungsmittel unkalkulierbare Gesundheitsrisiken zu befürchten hätten. Die Vorstellung, undeklariert veränderte Nahrungsmittel zu konsumieren, führte zu manchmal fast hysterischen Reaktionen. Was bewirken die veränderten Gene der Pflanzen im menschlichen Organismus? Vielen Eltern bescherten solche Erwägungen schlaflose Nächte, manche zogen sogar einen Wohnortwechsel in Betracht, wenn sie zufällig neben einem Versuchsfeld lebten und täglich damit rechnen mussten, dass die lieben Kleinen arglos über den Zaun greifen, weil dort die Tomaten oder Erdbeeren besonders rot und lecker erschienen. Panik machte sich breit, dass dieses labortechnisch konstruierte Hexenwerk, einmal verzehrt, ein unheimliches Eigenleben im Organismus entwickeln könnte. Aus dieser Angst, die bis heute nicht ganz überwunden ist, erwuchs die Forderung nach einer entsprechenden Kennzeichnungspflicht bei Nahrungsmitteln, insbesondere in Anbetracht der sehr unterschiedlichen Gesetze und Gepflogenheiten innerhalb des gemeinsamen europäischen Marktes. Eigentlich ist diese Forderung selbstverständlich, denn nur so kann es mittel- und langfristig mündige Verbraucher geben, die selbst entscheiden, wie und womit sie sich ernähren wollen. Dies liegt im Übrigen auch im Interesse der Industrie, will sie nicht unübersehbare Haftungsrisiken eingehen. Allerdings sollte die Deklarationspflicht konsequenterweise auf andere sensible Bereiche ausgedehnt werden.

Verständlicherweise gab es weitaus weniger Berührungsängste, wenn es sich um gentechnologisch hergestellte Arzneimittel handelte. Umfragen ergaben, dass prozentual nur sehr wenige Menschen Bedenken hatten, Medikamente einzunehmen, die biotechnologisch verändert waren. Viele antworteten auf die Frage, warum ihnen dies im Gegensatz zu dem Verzehr von Nahrungsmitteln keine Angst einjage, mit folgendem Argument: Als Laien seien sie schließlich auf ihren Doktor angewiesen, der schon wissen müsse, was er verschreibt. Hauptsache, es wirke.

Im Hinblick auf die Medikation von Kindern gab es allerdings leichte Abweichungen. Die meisten Eltern bevorzugen hier rein pflanzliche Arzneimittel.

Die meisten der Befragten räumten ein, beim Arzt gar nicht nachzufragen, was ihnen eigentlich verordnet würde. Das zeugt von einem weithin ungebrochenen Vertrauen oder – krasser formuliert – von einer weit verbreiteten Autoritätsgläubigkeit im Hinblick auf die herrschende Medizin, repräsentiert durch den jeweils behandelnden Arzt im weißen Kittel. Andererseits ist der Anteil der Patienten groß, die nach der Lektüre der Beipackzettel darauf verzichten, das Medikament regelmäßig zu nehmen, da die Liste der möglichen Nebenwirkungen bei ihnen wahre Horrorphantasien freigesetzt hat.

Insgesamt ist jedoch ein Meinungswandel festzustellen: Nach einer Umfrage des international tätigen Meinungsforschungsinstitutes EMNID hat inzwischen über die Hälfte der Bevölkerung in Deutschland ein positives Verhältnis zur Gentechnologie; sie glaubt, dass durch die Gentechnik menschliches Leiden effektiver und mit geringeren Nebenwirkungen behandelt werden kann. Drei Viertel der Befragten erwarten sich durch die gentechnisch hergestellten Arzneimittel große Fortschritte für die Zukunft.

Bei den gentechnisch veränderten Lebensmitteln hingegen hat sich diese Meinung noch nicht durchgesetzt. Allerdings übersehen die Skeptiker, dass sowohl dem Pharma- als auch dem Lebensmittelbereich jahrzehntelange Forschungen zu Grunde liegen. Diese kostenintensiven Forschungen wurden nicht finanziert, um der Menschheit vorsätzlich Schaden zuzufügen. In einer freien Marktwirtschaft zählt der gute Ruf eines Unternehmens oder einer Marke zu den wichtigsten Pluspunkten im gnadenlosen Wettbewerb gegen die Konkurrenten. Wer da bei neuen Produkten der Nachlässigkeit gegenüber Gesundheitsrisiken überführt werden kann, der setzt seine wirtschaftliche Zukunft aufs Spiel. Mehr oder weniger bewusst nehmen wir täglich gentechnologisch veränderte Produkte zu uns, das beginnt beim Lab im Käse, geht über Bakterienkulturen im Joghurt, und auch natürliches Samengut ist meistens biotechnologisch bearbeitet. Andernfalls wären entsprechende Qualitätsnachweise und -garantien gar nicht zu erbringen. Offensichtlich liegen hier in der Öffentlichkeit gewaltige Informationsdefizite vor.

Doch verfolgen wir weiter, welche Bedeutung die Gentechnologie für die moderne Medizin hat:

Kein modernes pharmazeutisches Unternehmen kommt inzwischen ohne Gentechnologie aus.

Sie ist für forschende Arzneimittelhersteller die Schlüsseltechnologie für die Suche nach neuen, wirksameren Arzneimitteln. Dies gilt für die Entwicklung und Herstellung neuer Medikamente ebenso wie für die Verbesserung diagnostischer Verfahren. Es ist für die medizinische Praxis entscheidend, Krankheiten viel früher zu erkennen und damit auch rechtzeitig behandeln zu können. Und dies geschieht wesentlich effektiver als je zuvor in der Geschichte der Medizin, da die Gentechnologie es ermöglicht, die Krankheiten in ihrem Wesen zu erforschen und zu begreifen, und zwar bereits auf der Ebene der Molekularstrukturen. Die Erforschung und der Nachbau von Genen schafft die Grundlage dafür, körpereigene Substanzen, wie beispielsweise Hormone oder Interferone, nachzubauen und in Form von Medikamenten therapeutisch einzusetzen.

Derzeit sind bereits rund 80 Biotech-Medikamente auf dem Markt oder sie stehen kurz vor der Zulassung. Allein 1200 Medikamente befinden sich derzeit in der klinischen Prüfung.

Von 1998 bis Mitte 1999 stieg der Anteil der gentechnologisch hergestellten Wirkstoffe von 12 auf über 19 Prozent. Eine durchaus rasante Entwicklung, die Experten zu der Überzeugung kommen lässt, dass bereits in wenigen Jahren kaum ein Medikament mehr neu zugelassen wird, das nicht gentechnologisch hergestellt ist.

Wir stehen vor einer prinzipiellen Umorientierung der Medizin, deren enormes Wirtschaftspotenzial offenkundig ist. Viele pharmazeutische Unternehmen versuchen deshalb, rechtzeitig auf diesen Zug aufzuspringen. Es winken nicht nur historische Meriten in Hinsicht auf entscheidende Durchbrüche in der Diagnostizierung und Therapierung bisher unheilbarer Krankheiten, es winken auch satte Gewinne. So manches kleine, aber risikofreudige Unternehmen, das bereits Anfang der 80er Jahre auf die neue Technologie gesetzt hat, ist inzwischen zum Pharmamulti avanciert und konnte seinen Kapitalgebern große Gewinne an der Börse bescheren.

Für viele Laien mag es unverständlich sein, warum eine neue Technologie in so kurzer Zeit derart einschlagen konnte. Traditionell brauchen neue Erfindungen und Verfahren zwanzig bis fünfzig Jahre, bis sie sich allgemein durchsetzen.

Der Molekularbiologe Russle Doolittle von der University of California, San Diego hat die Faszination der Gentechnologie zu beschreiben versucht:

»Es ist fast, als habe es am Anfang allen Lebens einen Werkzeugkasten gegeben, aus dem sich die Evolution bediente, um verschiedene Lebewesen zu erzeugen. Mit welchem Kollegen Sie auch sprechen mögen, immer werden Sie dieselbe Ehrfurcht und denselben Respekt vor der inneren Einheit all dieser molekularen Systeme feststellen, eine Einheit, die sich vom Bakterium zur Hefe, von der Pflanze zur Maus und von der Taufliege zum Menschen erstreckt.«

Doch damit ist noch nicht beantwortet, was man eigentlich unter Gentechnologie versteht und wie sie überhaupt entstanden ist.

## Historisches

Innerhalb der Medizin hat sich der neue Bereich mit atemberaubender Geschwindigkeit installiert. Er wurde erst im Jahre 1973 begründet. Damals gelang es den Wissenschaftern Herbert Boyer und Stanley Cohen von der Stanford University, ein Stück »Erbsubstanz«, also ein Gen, aus einem Organismus zu isolieren und in einen anderen Organismus einzufügen. Dieses Verfahren wurde unter dem Begriff DNA-Rekombinationstechnik bekannt. Diese Technologie ermöglicht es Wissenschaftern, bestimmte Gene zu isolieren, zu charakterisieren und neu zu kombinieren. Man erwartet, dass in der Zukunft jede einzelne Krankheit einem bestimmten Gen zugeordnet werden kann. Und in sehr vielen Fällen ist dies auch bereits gelungen. Doch was bedeutet das?

Jeder Mensch verfügt über etwa drei Milliarden Basenpaare von Genen, die man in ihrer Gesamtheit als Genom bezeichnet. Das heißt, wir sind, zumindest genetisch gesehen, zu 99,9 Prozent mit jedem anderen Homo sapiens identisch. Denkt man in diesem Zusammenhang an seinen Lieblingsfeind oder hasserfüllt an alle Personen, von denen man sich gottlob und wohltuend abgrenzt, weil einander schier gar nichts verbindet, dann bleibt ein schaler Nachgeschmack.

In Hinblick auf die erstrebte Individualität scheint dieses Ergebnis mehr als trist, und die Frage drängt sich auf, worin wir uns eigentlich von anderen Menschen unterscheiden, die ihrerseits ebenfalls davon ausgehen, als Unikat und als besondere Persönlichkeit zu existieren und vielleicht inständig hoffen, bloß nichts mit uns gemein zu haben.

Wir unterscheiden uns voneinander nur in einem einzigen von tausend Bausteinen, die unsere Erbsubstanz ausmachen, nämlich in der Säurezusammensetzung unserer Zellkerne, der so genannten DNA. Da kommt dann doch einiges zusammen: Unsere physische Individualität basiert auf ungefähr drei Millionen Gensequenzen. Von unserem genetisch nächsten Verwandten, dem Schimpansen, heben wir uns sogar schon durch dreißig Millionen Gensequenzen ab – bleiben aber immer noch 99 Prozent Gemeinsamkeit. Doch worin bestehen die Gemeinsamkeiten und die Unterschiede? Diese Frage beschäftigt nicht nur Gentechnologen. Auch Anthropologen und Historiker beginnen sich in zunehmendem Maße für diese Zusammenhänge zu interessieren. Und das nicht aus purem Zufall: Die Gene ermöglichen es, vielleicht irgendwann eine zufrieden stellende Antwort darauf zu geben, wie es sich mit der Herkunft der Menschheit verhält, eine Frage, die die Menschheit seit Jahrtausenden beschäftigt. Schon oft in der Vergangenheit dachte der eine oder andere, den Stein der Weisen gefunden zu haben und sich damit in den Augen der Nachwelt das Recht auf Unsterblichkeit unangefochten erworben zu haben. Berühmte

Wissenschafter und Philosophen, wie beispielsweise Pythagoras oder Darwin, deren Vererbungstheorien das Denken von Epochen bestimmten, hätten eine Entwicklung, wie wir sie heute erleben, nie auch nur ahnen können. Keiner von ihnen oder ihren Schülern wäre darauf gekommen, dass die Erbanlagen in einer Art Buchstabensystem festgelegt sind. Der daraus entstehende Text – also die Erbanlagen – würde eine unübersehbare Zahl von Regalen mit dicken Bänden füllen. Die Gesamtheit dieser imaginären Bücher, eine riesige Bibliothek, hat unter dem Sammeltitel »Chromosome« Einzug in die Wissenschaft gehalten.

### *Und noch einen Schritt zurück*

Eigentlich begann die Geschichte der Gentechnologie sehr früh, und zwar in einem österreichischen Klostergarten. Hier experimentierte der Mönch Gregor Mendel mit der Kreuzung von Erbsen. Im Jahre 1865 veröffentlichte er seine Untersuchungsergebnisse in einer fast nicht beachteten Publikation. Er definierte als Erster die Gene als Einheiten der Vererbung. Die mendelsche Vererbungslehre ist noch heute unverzichtbarer Bestandteil des Biologieunterrichtes.

Seine Forschungsergebnisse wurden damals erfolgreich ignoriert und bekämpft, denn sie widersprachen der vorherrschenden Meinung, dass Vererbung auf mythischen Kräften und bestimmten Mischungen von Blutfaktoren beruhe.

Den wissenschaftlichen Beweis für Mendels Theorie lieferte der amerikanische Biologe Thomas Hunt Morgan (1866–1945). Er entdeckte die Chromosomen als winzige Gebilde innerhalb der Zellkerne und gilt seither als einer der Pioniere der Entwicklung der Gentechnik.

Zusammen mit anderen Wissenschaftern veröffentlichte er im Jahre 1915 das Werk über die mendelsche Vererbungstheorie: »The Mechanism of Mendelian Heredity«, das bis heute als der Klassiker in der Literatur über Gentechnik gilt.

Morgan und seiner Gruppe war es durch jahrzehntelange Untersuchungen an unzähligen Taufliegenschwärmen gelungen, erstmals den wissenschaftlichen Beweis dafür anzutreten, dass die mendelschen Regeln stimmten und dass die Chromosomen in der Tat die Träger der so genannten Erbfaktoren oder Gene sind.

Den Begriff »Gen« führte übrigens der dänische Biologe Wilhelm Johannsen in die Literatur ein – und bewies damit fast hellseherische Qualitäten. Er wählte diese Bezeichnung unter ganz pragmatischen Gesichtspunkten, da dieser Begriff »Vorzüge wegen der leichten Kombinierbarkeit mit anderen Bezeichnungen« biete.

Der Begriff »Gene« ist inzwischen in der Tat in aller Munde und taucht auch in den unterschiedlichsten Kombinationen in den Medien auf. Doch was sind Gene eigentlich?

Bis weit in unser Jahrhundert hinein gingen selbst namhafte Wissenschafter davon aus, dass diese vorwiegend aus Proteinen, also aus Eiweißen bestehen müssten, denn nur Proteine verfügen über eine derartige Vielfalt, dass sie als Trägersubstanz für genetische Informationen in Frage kamen.

Diese Annahme widerlegte der amerikanische Mikrobiologe Oswald Avery vom Rockefeller Institute in New York in einer Veröffentlichung vom 1. Februar 1944. Er konnte den Beweis dafür antreten, dass eine viel simpler gebaute Struktur mit ganz einfachen chemischen Eigenschaften der Träger der Erbsubstanz sei. Es handelte sich dabei um die Desoxyribonukleinsäure, besser als DNA bekannt. Dieses Molekül hatte der Schweizer Chemiker Friedrich Miescher schon im Jahre 1869 entdeckt.

Doch die Entdeckungen von Avery wurden weltweit von den Kollegen nicht weiter ernst genommen oder gar müde belächelt. Ihm ging es damit ähnlich wie vorher Mendel. Nur wenige Wissenschafter erkannten zu dem damaligen Zeitpunkt, was Avery wirklich entdeckt hatte. Einer davon war der Biochemiker Erwin Chargaff, der sich zu Averys revolutionären Ansätzen wie folgt äußerte:

»Sie [die Entdeckung, Anm. der Autorin] machte sicherlich Eindruck auf manche, nicht auf viele, aber wahrscheinlich auf niemanden einen tieferen als auf mich [...]. Ich erkannte in verschwommenen Umrissen den Beginn eines neuen Kapitels der Biologie. Avery gab uns den ersten Text einer neuen Sprache oder zeigte uns, wo wir suchen mussten. Ich beschloss, nach diesem Text zu suchen.«

Chargaff war später nachweislich am Aufspüren und Dechiffrieren dieses »Textes« beteiligt.

Und es gab doch noch den ein oder anderen Wissenschafter, der sich von Averys Entdeckung beeindruckt zeigte und sich mit auch die Suche begab. So beispielsweise der Biologe James Watson und der Physiker Francis Crick.

Anfang der 50er Jahre trafen sich Chargaff, Watson und Crick im Cavendish Laboratory der University of Cambridge, um gemeinsam über die Neuentdeckung zu sprechen und sich über den Stand der Forschung und deren Bewertung auszutauschen. Chargaff begegnete den Ideen und Auffassungen der beiden anderen Herren offenkundig mit größter Skepsis, wenn nicht gar mit einer gewissen Häme. Zumindest klingt seine Beschreibung des Treffens danach:

»Soweit ich es verstehen konnte, wollten die beiden, von keinerlei Kenntnis der einschlägigen Chemie beschwert, DNA irgendwie als Helix formulieren.«

Das erschien Chargaff derart absurd, dass er die beiden Kollegen nicht gerade charmant abkanzelte: »Zwei Straßenhändler auf der Suche nach einer Helix.«

Doch die Vermutung der beiden »fliegenden Händler« sollte sich trotz des vernichtenden Urteils als richtig erweisen. Der Vorgang lieferte einen erneuten Beweis für die Schwierigkeit, in der Wissenschaft eingetretene Pfade zu verlassen und neue Wege zu beschreiten, obwohl Fortschritt und Weiterentwicklung ohne den Mut zum Risiko prinzipiell gar nicht möglich sind. Das »schlecht zusammenpassende Paar«, auch eine Charakterisierung von Chargaff, veröffentlichte am 25. April 1953 in »Nature«, einem bis heute allgemein geschätzten britischen Wissenschaftsmagazin, einen eher unscheinbaren, kurzen Artikel, der mit den Sätzen begann:

»Wir möchten hiermit eine Struktur für das Salz der Desoxyribonukleinsäure (DNA) vorschlagen. Diese Struktur besitzt neuartige Eigenschaften, die von beträchtlichem biologischem Interesse sind.«

Somit waren Watson und Crick die ersten Wissenschafter, welche die Genstruktur als Helix erkannten – ein absoluter Durchbruch in der Genforschung. Um die Tragweite dieser Entdeckung zu verstehen, bedarf es eines kleinen biochemischen Exkurses:

Die Form der Helix ist mit der einer in sich gedrehten Strickleiter zu vergleichen, die jedoch durch die Sprossen sicher verbunden ist. Bei der Helix bestehen nun die jeweiligen Sprossen aus je zwei chemischen Basen, welche sich nach dem Schlüssel-Schloss-Prinzip nahtlos ineinanderfügen. Diesen Sachverhalt nennt man »komplementär«. So bildet beispielsweise Adenin mit Thymin ein Basenpaar, ebenso wie Cytosin mit Guanin. Die Außenholme der Helix bestehen aus einer sich stetig wiederholenden Folge von Zuckermolekülen und Phosphorsäure.

Es ist die Komplementarität, welche es der DNA ermöglicht, sich immer wieder zu kopieren. Die Leiter teilt sich gewissermaßen in zwei Hälften, wobei jede Hälfte als Vorlage für die zu ergänzende Hälfte dient. Es ist völlig klar, welches Basenpaar eine Sprosse bilden muss. Dieser Kopiervorgang, der als Voraussetzung für die Übermittlung von Erbfaktoren angesehen werden muss, wurde von Watson und Crick entdeckt und beschrieben. Sie identifizierten die Doppelhelixstruktur der DNA, die mit einem Reißverschluss verglichen werden kann, der aus zwei Reißverschlusshälften mit vier unterschiedlichen Zähnen besteht. Die eine Hälfte erzwingt aufgrund bestimmter Regeln, welche Zähne sich bilden und einfügen müssen, damit der Reißverschluss wieder schließt. Die unbeirrt auf ihren Erkenntnissen beharrenden Wissenschafter konnten nachweisen, dass die Erbinformation tatsächlich wie eine Art Schrift in linearer Reihenfolge der bereits erwähnten Basen Adenin, Cytosin, Guanin und Thymin (ACGT) auf der DNA niedergelegt ist.

In einem Brief, den Francis Crick im März 1953 an seinen Sohn Michael schrieb, formulierte er das Phänomen in klaren Worten:

»Unsere Struktur ist sehr schön […], sie ist wie ein Code. Wenn man eine Reihe von Buchstaben hat, kann man auch die anderen schreiben. Jetzt glauben wir daran, dass die DNA ein Code ist. Das heißt, die Reihenfolge der Basen (der Buchstaben) unterscheidet ein Gen von einem anderen Gen (genauso wie sich eine Druckseite von einer anderen unterscheidet).«

Bereits Mitte der 60er Jahre, also zwölf Jahre später, war der genetische Code entschlüsselt. Dabei bilden jeweils drei Basen, die auch als genetische Buchstaben bezeichnet werden können, gewissermaßen ein Wort. Jedes dieser Worte steht für eine Aminosäure und liefert somit das Grundvokabular für den Aufbau der Proteine (Eiweiße). Ohne Proteine wäre Leben nicht möglich, sie bilden die Grundvoraussetzung für alle lebensnotwendigen Prozesse im Organismus. Sie dienen als Bausteine und als wesentliche Träger von Informationen.

Insgesamt gibt es 20 Aminosäuren und jede von ihnen hat in der Sprache der DNA ein eigenes Wort, bestehend aus drei Buchstaben. Allerdings kann die »Gebrauchsanweisung« zur Herstellung von Proteinen nicht direkt von der DNA abgelesen werden, dazu werden in den Zellkernen einzelne Stücke der DNA »abgepaust«. Diese Pausbilder nennt man RNA – Ribonukleinsäure. Sie übermittelt die Bauanleitungen zu den Ribosomen, die man als zelleigene Proteinfabriken beschreiben könnte. Dieser Kopiervorgang wird als Transkription bezeichnet.

Nach diesem langen Exkurs wird nun die Definition eines Gens verständlich: Es handelt sich dabei immer um einen bestimmten Abschnitt der DNA, dessen Information für die Produktion bestimmter Eiweiße erforderlich ist.

Zum Vorschein kommt also ein überaus »ausgeklügeltes«, raffiniertes Informationssystem, das durchaus mit einer Art Sprache verglichen werden kann, mit Hilfe derer sich jeder Organismus verständigt. Diese Art der Kommunikation und der Aufrechterhaltung des Informationsflusses ist die Grundvoraussetzung dafür, dass jede einzelne Zelle in der Lage ist, ihre vielfältigen stofflichen Herausforderungen zu bewältigen. Das gilt im Übrigen für jede einzelne lebende Zelle, sei sie Bestandteil einer Pflanze, einer Fliege, eines menschlichen Gehirns oder eines scheinbar unwichtigen Bakteriums im Darm.

Die überlebensnotwendigen Informationen stammen aus dem Zellkern, wo sie auf der Erbsubstanz der jeweiligen Chromosomen wie von einer Datenbank entsprechend abgerufen werden können. Die sehr komplexe Sprache, derer sich die Zellen für die Informationsspeicherung und Übermittlung bedienen, weist für alle irdischen Lebewesen – mit nur wenigen Ausnahmen – eine vergleichbare Struktur auf und besteht aus dem gleichen Basisvokabular. In jedem Organismus wird beispielsweise eine bestimmte genetische Buchstabenfolge immer in das identische Protein übersetzt.

Allerdings unterscheidet sich die Länge der DNA bei den verschiedenen Lebewesen sehr stark. So besteht beispielsweise ein DNA-Gesamtfaden, auch als Genom bezeichnet, bei einem Virus aus 3 000 Basenpaaren, beim Darmbakterium E. coli aus drei Millionen solcher Paare. Beim Menschen liegen immerhin 3 Milliarden Basenpaare pro Genom vor.

Bei allen eukaryontischen, also höheren Lebewesen ist die Genomgesamtlänge so groß, dass die DNA in kleineren Portionen auf den Chromosomen verteilt vorliegt. Auf den Chromosomen befinden sich auch die Gene für die Herstellung bestimmter Proteine.

Die Tatsache, dass sich die einzelnen Lebewesen dennoch sehr voneinander unterscheiden, sei es in äußeren Merkmalen oder – beim Menschen – in ihren Charakteren, ist darauf zurückzuführen, dass unendlich viele verschiedene Erbinformationen auf den unterschiedlichen DNA-Molekülen gespeichert sind. Allerdings kann man die daraus resultierende Vielfalt nur zum Teil auf die unterschiedliche Länge der Informationsketten zurückführen.

Die genetische Sprache ist im Übrigen der menschlichen sehr ähnlich, mit dem Unterschied, dass sie im Vergleich zur menschlichen Sprachvielfalt nur einmal existiert. Unsere Sprache besteht aus vielen Tausenden von Wörtern und Begriffen, alle Sprachen dieser Welt zusammengenommen ergeben Zigmillionen Wörter und Begriffe, die oft die zwischenmenschliche Kommunikation eher erschweren als erleichtern.

Unser lateinisches Alphabet besteht jedoch nur aus 26 Buchstaben und ist – mit einigen zusätzlichen »Tricks« – ausreichend, um all diese zahllosen Wörter und Begriffe zu bilden. Mit noch weniger kommt das Morsealphabet aus, hier wird der gleiche Effekt mit nur drei Symbolen erreicht (Kurz–Lang–Pause).

Das bedeutet im Ganzen gesehen, dass der einzelne Buchstabe oder das einzelne Symbol keine Information übermitteln, erst die Kombination der Buchstaben oder Symbole ermöglicht dies.

Die Regeln und die Struktur des Kombinationsprozesses werden von der Syntax und der Grammatik einer Sprache zur Verfügung gestellt. Vielzahl, Abfolge und Länge von Buchstabenkombinationen führen zu den unterschiedlichsten Resultaten: zu knackig-kurzen Werbeslogans, zu aktuellen Zeitungsberichten, zu Lyrik oder zu Romanen. Und so unterschiedlich geschriebene Sprache auch daherkommen mag, sie lässt sich immer mit denselben Grundbausteinen, den Buchstaben, nachbilden. Nach einem ähnlichen Prinzip funktioniert auch der Informationstransfer für die Erbsubstanz aller Organismen.

Die DNA-Doppelhelix der verschiedenen Lebewesen bildet je nach Organismus unterschiedlich lange Informationsstreifen mit einer schier unvorstellbaren Flut von Inhalten. Darin sind alle erforderlichen Erbinformationen mit den verschiedensten Strukturelementen enthalten. Die jeweilige Abfolge und die Zusammensetzung der Informationen variiert von Organismus zu Organismus.

In der Erforschung dieser einzigartigen Sprachstruktur liegt bis heute der Schwerpunkt der Genforschung.

Doch was bedeutet das für die Praxis? Nehmen wir eines der bekanntesten Beispiele, das Insulin. Baut man zum Beispiel das Gen mit der Information für den Bau des blutzuckerregulierenden Insulins, das normalerweise in der menschlichen Bauchspeicheldrüse das entsprechende Protein produziert, in irgendeine Zelle eines anderen Organismus ein, wie beispielsweise in eine Pflanzen-, Bakterien- oder Hefezelle, so bildet sich auch hier Insulin.

Genau diese Erkenntnis, dass alle molekularen Systeme miteinander durch eine einheitliche Basis verknüpft sind, bildet die Grundlage für die Gentechnik.

Aus diesem relativ neuen Wissen lässt sich auch das Folgende erklären. Es soll als Beispiel dafür dienen, welche Schlüsse bereits heute möglich sind.

Internationale Studien, die sich eingehend mit einem bestimmten Abschnitt auf dem Chromosom 12 befassten, glaubten Anfang der 90er Jahre beweisen zu können, dass die Menschheit auf einem einzigen Kontinent entstanden sei und nicht gleichzeitig auf mehreren. Wissenschafter kamen zu der Folgerung, dass die Menschheit von einem einzigen afrikanischen Urahn abstamme, da der oben genannte Genabschnitt nur bei afrikanischen Völkern variiert, bei allen anderen Völkern jedoch identisch ist. Dieses Forschungsergebnis fand als »Out-of-Africa-Theorie« Eingang in die internationale Literatur.

Der ungeheure Nutzen, den die Gentechnologie für die moderne Medizin darstellt, wird vor allem durch den Umstand bewirkt, dass durch sie Organismen veränderbar werden und bequem als Fremdproduktionsstätten für Protein eingesetzt werden können.

Somit stellt sich an diesem Punkt die Frage, wie man eine bestimmte Information in einen Zellkern hinein- oder aus ihm heraustransportiert. Es bedarf dazu eines speziellen Handwerkszeugs.

Entdeckt wurde das erforderliche »Operationsmaterial« in den 70er Jahren, und zwar in den Zellen und Bakterien selbst. Bei diesen »Textschneidemaschinen« und »Textklebemaschinen« handelt es sich um Enzyme, also um eine ganz bestimmte Art von Proteinen. Die »Textschneider« nennt die Wissenschaft Restriktionsenzyme, die »Textkleber« DNA-Ligasen.

Die Restriktionsenzyme erkennen innerhalb der genetischen Textvorlage bestimmte Buchstabensequenzen und zerschneiden sie exakt an dieser Stelle. Inzwischen kennt die Forschung annähernd 400 derartiger Scheren, jede zerschneidet den Text an einer anderen Stelle.

Dabei kann jeder von der DNA-Ligase vorgenommene Schnitt wieder rückgängig gemacht werden. Die Ligase ermöglicht es nämlich unter bestimmten Voraussetzungen, dass unterschiedliche Textstücke wieder miteinander verbunden werden. Allerdings wird dabei nicht auf mögliche Inhalte geachtet, sodass, bildlich gesprochen, Schnipsel aus dem Telefonbuch ohne weiteres mit hoch intellektuellen Texten oder mit Loreromanen kombiniert werden könnten, Hauptsache, sie passen nahtlos aneinander. Man denke an das Bild des oben erwähnten funktionsfähigen Reißverschlusses.

Und damit schließt sich an dieser Stelle der Kreis. Mit diesem Handwerkszeug nämlich gelang es den eingangs erwähnten Wissenschaftern Herbert Boyer und Stanley Cohen 1973, das scheinbar Unmögliche möglich zu machen: nämlich aus einem Organismus ein bestimmtes Gen zu isolieren, um es in einen anderen Organismus »einzukleben«.

Dieses Verfahren ist bis heute das wichtigste Werkzeug von Molekularbiologen und Gentechnologen geblieben. Es bildet die Voraussetzung für alle noch folgenden Operationen.

Es werden dabei bestimmte Chromosomen von Bakterien mittels des Restriktionsenzyms zerschnitten, an dieser Schnittstelle werden dann Gene eines anderen Organismus eingeklebt. Das Resultat: eine »rekombinierte«, also neu kombinierte DNA.

Doch wozu soll das gut sein? Der entscheidende Aspekt ist dabei, dass es durch dieses Verfahren möglich wird, die rekombinierte DNA in andere Wirtszellen einzubauen. Beispielsweise in Bakterien, Hefe, Insekten oder Säugerzellen. Diese Zellen produzieren jetzt in großen Mengen fremdes Protein, und zwar genau nach der Anleitung, wie sie auf dem neu eingebauten Gen festgelegt ist. Und eben dieses Phänomen macht sich die moderne Medizin zu Nutze, um unter anderem eine völlig neue Generation von Medikamenten herzustellen.

# II Eine neue Technologie

## Wem soll sie nützen?

So mancher wird sich nach der Lektüre des ersten Kapitels fragen, wozu eigentlich ein derartiger Aufwand betrieben werden muss, um noch mehr und angeblich noch bessere Medikamente auf den Markt zu bringen, die infolge der immer noch immens teuren Herstellungskosten ohnehin nicht mehr gerne von den Kassen bezahlt werden.

Der Markt ist voll von mehr oder weniger wirksamen Arzneimitteln und angesichts der allgemeinen Kostenexplosion im Gesundheitswesen boomt das Geschäft mit Generika. Darunter versteht man Medikamente, die nachgebaut werden, sobald der eigentliche Patentschutz abgelaufen ist. Da die Hersteller solcher Nachbauten keinerlei Investitionen in langwierige und aufwendige Forschungen tätigen müssen, können sie diese Arzneimittel wesentlich günstiger auf den Markt bringen. Und in Anbetracht der immer weiter um sich greifenden Budgetbeschränkung der Ärzte wird gerne zum wesentlich billigeren Nachbau gegriffen; das entlastet angeblich die Kassen, führt jedoch dazu, dass nur noch in seltenen Fällen neue und effizientere Medikamente verschrieben werden.

In manchen europäischen Ländern gibt es sogar entsprechende Listen, welche Arzneimittel überhaupt noch an Patienten weitergegeben werden dürfen. Dabei steht einzig das Argument der horrenden Kosten im Vordergrund.

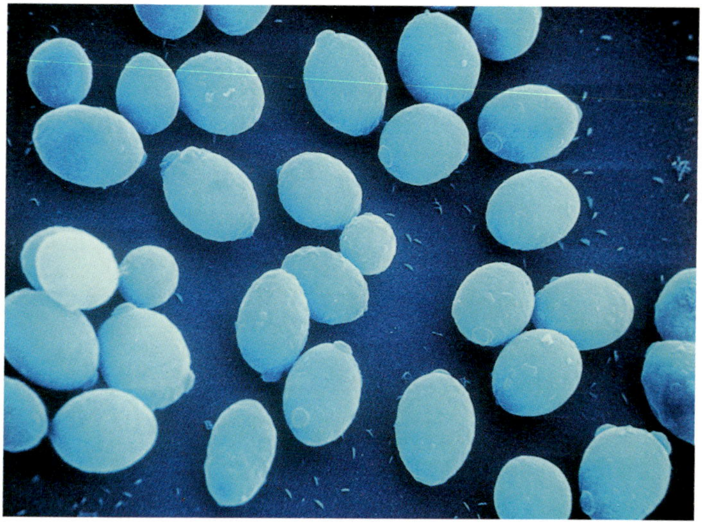

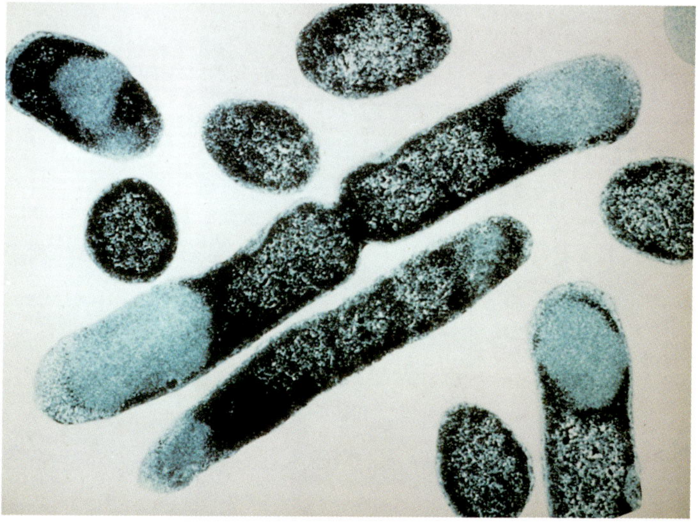

OBEN: BÄCKERHEFEZELLEN IN MIKROSKOPISCHER AUFNAHME – GENTECHNISCHE PRODUKTION VON HIRUDIN

UNTEN: PROINSULINBILDENDE E.COLI-BAKTERIEN UNTER DEM ELEKTRONENMIKROSKOP – PROINSULIN ALS HELLE FLÄCHE ERKENNBAR

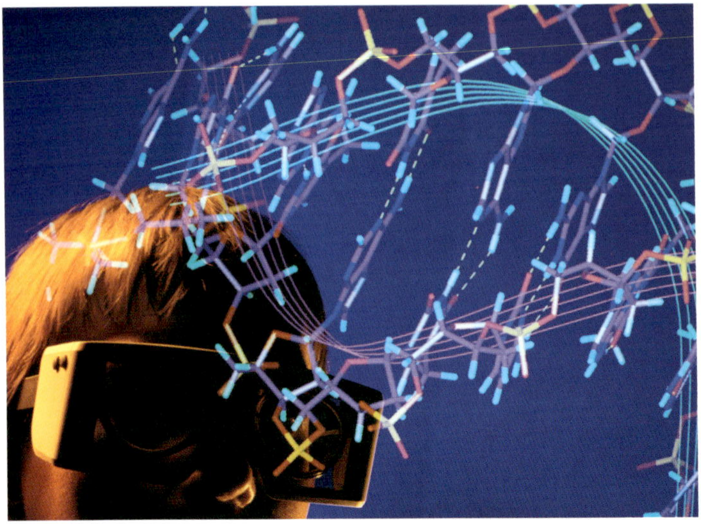

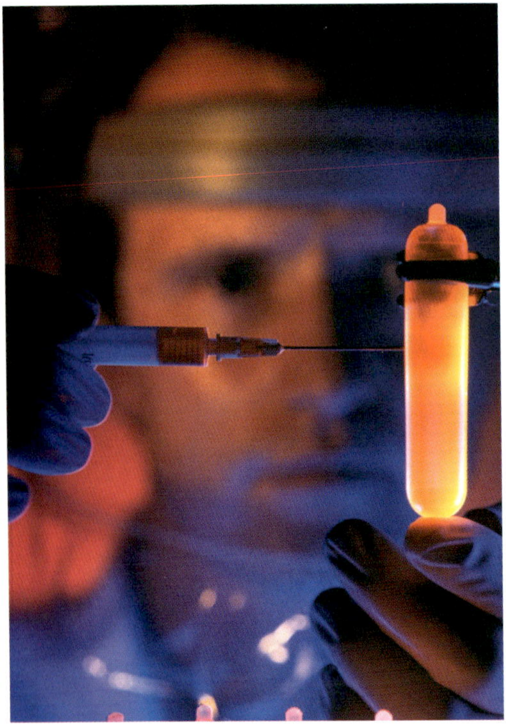

OBEN: DREIDIMENSIONALE DNA-STRUKTUR

LINKS: IN DEN BEHÄLTERN BEFINDET SICH GEREINIGTE DNA, DIE TRÄGERIN DER GESAMTEN ERBINFORMATION EINES JEDEN LEBENDEN ORGANISMUS. UNTER UV-LICHT LEUCHTET SIE GELB AUF

Obgleich sich gerade im Bereich der Medizin, insbesondere was Diagnostik und Therapie anbelangt, Ungeheures tut, erweist sich die Realität hinsichtlich des Einsatzes und der Anwendung neuer Technologien und Medikamente eher als absolut regressiv.

Und so wird landauf, landab seit geraumer Zeit zurecht beklagt, dass es gar nicht mehr möglich ist, in der Praxis die neuesten Entwicklungen im Bereich Medizin auch an die Patienten zu bringen. Zwar fühlen sich praktizierende Ärzte nach wie vor moralisch verpflichtet, den medizinischen Fortschritt an ihre Patienten weiterzureichen, allein die neuesten gesundheitspolitischen Entwicklungen führen diesen Anspruch ad absurdum. Was Ärzte wirklich zu leisten vermögen, hängt schon seit längerem nicht mehr davon ab, was tatsächlich möglich ist und was medizinischer Fortschritt bereits bietet, sondern ausschließlich davon, wie sich die jeweiligen finanziellen Vorgaben darstellen. Bei durchschnittlich 150 DM Budget, die ein niedergelassener Arzt inzwischen für einen Kassenpatienten pro Quartal abrechnen kann – alles inklusive –, erscheint die Marge für innovative Diagnose- und Therapieverfahren mehr als eng. Ein Teufelskreis beginnt. Denn obwohl es inzwischen durchaus wirksame Medikamente gibt – auch für Krankheiten, die bislang als schwer heilbar galten und deren Diagnose einem Todesurteil gleichkam –, haben die wenigsten Patienten heute die Chance, mit einem solchen Medikament behandelt zu werden. Natürlich werden sie dann in der Folge auch nicht mehr darüber aufgeklärt und informiert, was therapeutisch inzwischen bereits Standard sein könnte, denn aus Budgetgründen werden die Medikamente ohnehin erst gar nicht mehr verordnet. Was bedeutet das? Konsultiert beispielsweise ein Patient mit Morbus Parkinson seinen Hausarzt, so wird dieser sich künftig mehrfach überlegen, ob er den oder die Betroffene in eine Spezialklinik überweist. In diesem Fall nämlich wird der behandelnde Arzt in Zukunft verpflichtet sein, die neuesten und wirksamsten, aber auch die teuersten Medikamente zu verschreiben. Und das würde das Praxisbudget derart belasten – und zwar mit 2000–3000 DM pro Quartal und Patient –, dass sich der Arzt zwangsläufig von dieser Möglichkeit verabschiedet. Parkinson wird immer noch so behandelt, als gäbe es keine Hilfe und als müsste man den progredienten Verfall einfach hinnehmen, obgleich die Realität inzwischen anders aussieht. Dies gilt auch für eine große Zahl weiterer Erkrankungen, deren Diagnose für Betroffene und Angehörige traumatische Auswirkungen hat, beispielsweise für die medikamentöse Behandlung von Alzheimer, psychischen Erkrankungen, wie schwere Depressionen und Schizophrenie, oder Krebs. Neue Medikamente wären vorhanden, allein sie werden nicht verschrieben, es sei denn, man kann es sich leisten, als Privatpatient vorstellig zu werden. An einem Privatpatienten wird rund 11-mal so viel verdient wie an einem Kassenpatienten. Privatpatienten kann auch alles verschrieben werden, da in diesen Fällen außerhalb des allgemeinen Praxisbudgets abgerechnet werden darf. Damit es nicht ganz so aussieht, als würden sich die Verantwortlichen dem medizinischen Fortschritt vollständig verschließen, wird inzwischen nicht selten dahin gehend argumentiert, diese »modernen« Medikamente seien ohnehin erst so kurz auf dem Markt, dass noch überhaupt kein Beweis einer langfristigen Wirksamkeit vorliege. Und so sollen Behandler doch lieber auf Nummer sicher gehen und die älteren, vertrauten und vor allem billigeren Medikamente verschreiben. Was ist an denen so schlecht, wird sich manch einer fragen. In vielen Fällen sind es die noch nicht absehbaren Nebenwirkungen, die sich oft erst sehr spät einstellen und dann wieder mit schweren, nebenwirkungsreichen Medikamenten behandelt werden müssen. Aber obwohl das inzwischen hinlänglich bekannt ist, kann und darf darauf derzeit keine Rücksicht genommen werden, auch dann nicht, wenn es inzwischen nachweislich Medikamente gibt, die wirksam, nebenwirkungsarm, aber bedauerlicherweise zu teuer sind.

In Deutschland, einem Land, welches bis vor kurzem noch um sein Gesundheitssystem beneidet wurde, sieht die Bilanz im Moment nicht gut aus. Und so staunen die Nachbarn aus den umliegenden europäischen Ländern derzeit nicht schlecht, wenn sie die jüngsten Kämpfe um die Gesundheitsreform mit verfolgen. Denn auch in Deutschland sparen die Ärzte inzwischen an teuren, wirksamen Medikamenten – selbstverständlich zu Lasten der Patienten. Gerade bei Indikationen wie Alzheimer wird über einen immensen Rückgang in der Verordnung geklagt. Zwar ist die Erkrankung bis jetzt noch nicht heilbar, bei rechtzeitiger Diagnose und der Behandlung mit entsprechenden modernen Medikamenten könnte der progrediente Verlauf aber nachweislich verzögert werden.

Ähnliches gilt für die Behandlung von Aids, multipler Sklerose, Hepatitis B und C oder im Bereich der Transplantationsmedizin.

Auch hier wären neue und viel versprechende Medikamente vorhanden, allein, sie werden nicht verschrieben.

Das Gleiche gilt für die Diagnose und Behandlung von Krebs, weltweit immer noch die zweithäufigste Todesursache nach kardiovaskulären Erkrankungen, Tendenz steigend. Auch hier hat sich der Fortschritt innerhalb der Medizin deutlich ausgewirkt, insbesondere durch die rasante Entwicklung im Bereich der Molekularbiologie und der Biochemie. Nehmen wir das Beispiel Brustkrebs: Je nach Stadium der Krebserkrankung wären sehr individuelle Therapiemöglichkeiten denkbar, wie beispielsweise der Ersatz der Chemotherapie, welche für die Betroffenen bekanntermaßen sehr unangenehme Nebenwirkungen aufweist, durch entsprechende Hormontherapien. Ebenso gibt es bei Brustkrebs heute bereits Möglichkeiten, durch eine individuell abgestimmte Kombination von Chemotherapie und Hormontherapie den Tumor bereits vor einem operativen Eingriff so zu verkleinern, dass er zum einen komplett entfernt werden und zum anderen die Brust in jedem Falle erhalten werden kann. Für die betroffenen Frauen ist das ein ungeheurer Fortschritt. Gleichzeitig haben sich die diagnostischen Möglichkeiten derartig verfeinert, dass eine Tumorbildung bereits im Frühstadium erkennbar ist und Gewebe punktgenau entnommen werden kann. Für Behandlung und Heilungschancen ist auch das ein enormer Fortschritt. Einziger Wermutstropfen: die teuren Untersuchungen werden leider nicht bezahlt. Eine traurige Bilanz, wenn man bedenkt, dass allein in Deutschland jedes Jahr 45 000 Frauen an Brustkrebs erkranken, 19 000 sterben jährlich an den Folgen. In Österreich erkrankten 1997 4653 Frauen an Brustkrebs, insgesamt wurden

36 860 Krebsneuerkrankungen gemeldet. Durch entsprechende Früherkennung könnte die Mortalitätsrate jährlich um 30 Prozent gesenkt werden, aber die angebotenen Mammographien reichen nicht aus. Wie wichtig Früherkennung gerade in diesem Bereich ist, konnte in unzähligen Studien nachgewiesen werden. In anderen europäischen Ländern gehört das so genannte Screening, also die einbestellte Reihenuntersuchung, bereits seit Jahren zum gesundheitspolitischen Programm. Dies gilt insbesondere für die nordeuropäischen Länder, aber auch für England. Die Konsequenz lautet, durch Früherkennung kann wesentlich früher therapiert werden und die Heilungschancen sind unvergleichlich höher als bei uns.

Was nützt also vor diesem Hintergrund die freudige Botschaft, dass es demnächst eine wirksame Impfung gegen Krebs geben wird – wem wird sie jemals zugute kommen?

Dies sind nur einige Beispiele, die den aktuellen Stand eines kollabierenden Gesundheitssystems illustrieren sollen. Die Liste ließe sich unendlich lang fortsetzen.

Was bedeutet diese Tendenz aber wirklich, welche Auswirkungen hat sie künftig für den allgemeinen Umgang mit Gesundheit und Krankheit? Und wer wird in den nächsten Jahren in den Genuss all dessen kommen, was die moderne Medizin inzwischen schon zu bieten hat?

In diesem Zusammenhang muss man sich die Frage stellen, welche Auswirkungen das auf moderne Technologien und deren unglaubliche Möglichkeiten hat. Werden die Fortschritte und Möglichkeiten etwa der Gentechnologie überhaupt genutzt werden können und breitenwirksam eingesetzt werden?

Wenn der Einsatz moderner, zukunftsweisender Diagnoseverfahren und Therapieformen künftig nur noch nach finanziellen Aspekten beurteilt wird und diese das einzige Kriterium sind, wer wann was zu bekommen hat, dann wird sich die Zukunft der Medizin nur noch hinter geschlossenen Labortüren abspielen. Das hätte zur Folge, dass das Misstrauen vor möglichen Innovationen in den Augen der Allgemeinheit weiter steigt. Denn bereits jetzt ist der Informationsfluss hinsichtlich neuer Behandlungsmethoden äußerst zäh, und spätestens das berühmteste Schaf aller Zeiten, Dolly, als lebendes Beispiel gentechnischer Möglichkeiten, ruft bei vielen mehr als unliebsame Assoziationen wach. Frankensteins Werkstatt ist schon lange keine futuristische Vision mehr.

Die Gentechnik hatte von Anfang an einen schweren Stand, nicht zuletzt weil sie große Ängste hervorrief und dieses auch immer noch tut. Ein Großteil dieser Ängste könnte sicher abgebaut, Zweifel könnten zerstreut werden, wenn das, was scheinbar im Geheimen erforscht wird, für den Verbraucher transparenter wäre, und zwar vor allem hinsichtlich eines potenziellen und tatsächlichen Nutzens.

Ein Großteil der Informationen, die über Gentechnik kursieren, ist so komplex und abstrakt, dass viele schon im Vorfeld verzweifeln und aus Angst, ohnehin nicht zu verstehen, worum es eigentlich geht, jedwede Auseinandersetzung mit dieser schwierigen Materie verweigern. Die Hilflosigkeit führt in der Folge dann häufig zur Ablehnung dessen, was man nur in Gestalt von vagen Ahnungen kennt. Über Vererbung redet man in der Familie noch auf dem Wissensstand der letzten Jahrhundertwende. Sätze wie »typisch dein Sohn oder deine Tochter« oder »das kann er/sie ja nur von dir haben« sind unverzichtbare Bestandteile familiärer Streitkultur. Es »mendelt« eben – auch in den besten Familien. Meist ist das Thema Vererbung damit weitgehend erledigt, es sei denn, es gibt in Familien bedrohliche Erbkrankheiten. Dann werden die Errungenschaften der Gentechnik gerne genutzt, um möglichst im Vorfeld abzuklären, wie groß beispielsweise das Risiko ist, ein behindertes Kind zur Welt zu bringen. Hier hat die öffentliche Akzeptanz eindeutig zugenommen. Genetische Beratungsstellen, die vor nicht allzu langer Zeit möglichst nur nach Einbruch der Dunkelheit aufgesucht wurden, sind inzwischen gesuchte Helfer der Betroffenen.

Dasselbe gilt für die Amniozentese, die Fruchtwasseruntersuchung. Auch hier wird die Gentechnologie genutzt, um mögliche Chromosomenstörungen, Missbildungen des zentralen Nervensystems und der Wirbelsäule schon vor der Geburt festzustellen. Dieses Verfahren wird insbesondere von so genannten Spätgebärenden, dazu gehören Frauen über 35 und Paare, die zusammen älter als 75 Jahre sind, fast schon routinemäßig genutzt. Für Paare, in deren Familie es vererbte Krankheiten und Missbildungen gibt oder die bereits ein Kind mit einer schweren, vererbbaren Krankheit haben, gehört es längst zum Pflichtprogramm. Nebeneffekt dieser Untersuchung ist die Möglichkeit, bereits zwischen der 16. und 18. Woche das Geschlecht des Kindes festzustellen. Verantwortliche Gynäkologen lehnen dies als Motivation für die nicht ganz ungefährliche Untersuchung jedoch ab. Dennoch wird sie immer beliebter, und zwar vor allem in

Kulturkreisen, in denen es von entscheidender Bedeutung ist, welches Geschlecht das erstgeborene Kind hat. In den letzten Jahren hat sich diesbezüglich ein regelrechter Tourismus entwickelt. Wohl situierte Frauen aus arabischen und anderen moslemischen Ländern, deren gesellschaftliche Akzeptanz und innerfamiliärer Rang entscheidend davon abhängen, ob sie Söhne gebären, fliegen nach Westeuropa oder in die USA, um frühzeitig Aufklärung über das schicksalhafte Ereignis zu erhalten. Fördert die Untersuchung das »falsche Geschlecht« des Fötus zutage, dann unterziehen sich viele freiwillig einem Schwangerschaftsabbruch. Dies ist ein wesentlicher Grund, warum sich Gynäkologen hartnäckig weigern, das Geschlecht eines Kindes mit dem Untersuchungsergebnis preiszugeben. Auch die Probleme gestresster Frauen, die in Folge der Amniozentese hoffen, die Schicksalsfrage in Hinsicht auf die Erstausstattung – hellblau oder rosa – rechtzeitig lösen zu können, sollten weiter ignoriert werden.

Kritiker sehen hier große »manipulatorische« Gefahren, die ungeborenem Leben bereits im Frühstadium drohen.

Gerade in Deutschland und Österreich ist der negative Umgang mit Fehlbildungen historisch belastet. Die Vorstellung, was die nationalsozialistische Tötungspraxis gegenüber »unwertem« Leben mit modernen Diagnosemethoden alles hätte anrichten können, kann einem noch heute Schauer über den Rücken jagen. Wir haben es hier mit einem ethisch hoch sensiblen Feld zu tun, das von allen Beteiligten große Verantwortungsbereitschaft erfordert.

Es gibt noch eine Vielzahl anderer Bereiche, in denen die Vorteile der Gentechnik genutzt werden, ohne dass sich die potenziellen Nutznießer dessen bewusst wären. Nehmen wir die neuesten Entwicklungen in der Pharmaindustrie. Die forschende pharmazeutische Industrie braucht die Gentechnik, um neue und verbesserte Diagnoseverfahren und Therapieformen zu entwickeln. Dies geschieht prinzipiell zum Wohle des Patienten. Die notwendigen immensen Investitionen in diesem Forschungsfeld werden aber kaum erbracht, wenn die gesellschaftliche Akzeptanz fehlt.

Ernst-Ludwig Winnacker, Präsident der Deutschen Forschungsgemeinschaft, beklagt die Skepsis gegenüber der neuen Technologie als eine »Vertrauenskrise, die an den Anspruch der Wissenschaft rührt, diese könne mit den Problemen der Welt noch nicht fertig werden«.

Um dieses Vertrauen mittel- und langfristig wieder zurückzugewinnen, bedarf es eines offenen und transparenten Dialoges zwischen Forschung und Wissenschaft und den eigentlichen Nutznießern der Neuentwicklungen. Noch beherrschen vor allem diffuse Angstvorstellungen das Bild der Gentechnik in der Bevölkerung. Man fühlt sich an Goethes Zauberlehrling erinnert, der am Ende seiner Zaubervorstellung nur noch eine Sorge hat: »Die ich rief, die Geister, werd' ich nun nicht los.« Gentechnologie wird gleichgesetzt mit einer anmaßenden, illegitimen Einmischung in die Prärogativen der Natur, die ethisch nicht vertretbar sei. An diesem Punkt haben sich wahre Glaubenskriege entzündet, deren Ausgang noch nicht entschieden ist. Hinzu kommt die Angst vor einem möglichen Missbrauch der neuen Technologie, die, einmal in die falschen Hände gelangt, größten Schaden anrichten könnte. Bilder von geklonten, identisch funktionierenden, willenlosen und ferngesteuerten Cyborgs oder Zombies geisterten lange durch die Berichterstattung aller Medien. Die Züchtung einer neuen Rasse Mensch, je nach Bedarf in schnellen Computerprogrammen entworfen und modifiziert, schien in nicht allzu weiter Ferne. Aus purer Angst vor möglichen gesellschaftlichen Katastrophen wurde jahrelang verabsäumt, sich mit dem tatsächlichen Nutzen zu befassen.

Dabei wären bestimmte Horrorszenarien vielleicht gar nicht erst entstanden, wenn gewisse ethische Vorgaben der forschenden Industrie entsprechend kommuniziert worden wären. So hat sich beispielsweise der Verband forschender Arzneimittelhersteller in Deutschland (VFA) von Anfang an vehement dagegen verwahrt, dass die Möglichkeit zu klonen auf den Menschen übertragen werden darf. Es ist nicht erlaubt, eine Neuschaffung des menschlichen Individuums mittels dieser neuen Technologie vorzunehmen. Die ethischen Vorgaben der pharmazeutischen Industrie sind diesbezüglich äußerst klar:

»Die pharmazeutische Industrie will keine veränderten Menschen schaffen, sondern dem kranken Menschen konkret helfen. Leben und Menschenwürde zu respektieren, die Integrität der Patienten zu wahren, die freiwillige Therapiewahl der Betroffenen und die Grenzen der Forschung an schutzlosen Personen zu achten sowie personenbezogene Daten vertraulich zu behandeln: Das sind Verpflichtungen, die sich die pharmazeutische Industrie in jedem Fall auferlegt.«

In Deutschland gibt es inzwischen 129 angemeldete Patente auf biotechnologische Arzneimittel, damit rangiert Deutschland hinter den USA (558 Patente) an zweiter Stelle vor Großbritannien (67), Japan (60), Frankreich (44) und sonstigen (167).

Dies kann zumindest als der Beginn einer Bewusstseinsveränderung gewertet werden, welche jedoch noch weit davon entfernt ist, diese neue Technologie als eine Selbstverständlichkeit zu akzeptieren.

# III Arzneimittel einer neuen Generation

## Für welche Indikationen stehen sie zur Verfügung?

Wie bereits beschrieben, gelang der Durchbruch der Gentechnologie zur Schlüsseltechnologie moderner medizinischer Forschung den beiden Wissenschaftern Boyer und Cohen im Jahre 1973, als es gelang, eine bestimmte Art von Chromosomen aus Bakterien mittels eines Restriktionsenzyms aufzuschneiden, so genannte Plasmide, um das Gen eines anderen Organismus mit Hilfe der Ligase an dieser Stelle einzukleben. Dieses Verfahren bildet bis heute die Grundlage zur Herstellung modernster Arzneimittel. Auf diesem Gebiet gehört die Gentechnologie bereits seit Jahren zum festen Bestandteil medizinischer Forschung. Viele auf diesem Wege hergestellte Medikamente sind bereits zugelassen und werden auch angewendet. Doch damit nicht genug, die Gentechnologie ist heute eine der wichtigsten Methoden, besser und schneller bestimmte Krankheiten zu diagnostizieren und damit auch früher zu behandeln, sie hilft bei der Erforschung von Krankheitsursachen oder bei der Entwicklung neuer Impfstoffe.

Aus dem medizinischen Alltag sind solche Arzneimittel schon lange nicht mehr wegzudenken. Da es sich aber um Präparate handelt, die wegen der sehr kostenintensiven Herstellungsverfahren noch sehr teuer sind und zum anderen bislang ausschließlich gespritzt werden können, wissen meistens nur die direkt betroffenen Patienten von deren Existenz. Gesunde Menschen haben wenig Veranlassung, sich mit dieser Thematik auseinanderzusetzen, bis zu dem Zeitpunkt, an dem sie entweder selbst erkranken oder eine Person aus dem Familien- oder Freundeskreis mit einer bedrohlichen Diagnose nach Hause kommt. Erst dann rücken neue Diagnose- und Therapieverfahren ins nähere Gesichtsfeld. Nicht selten beginnt damit eine nervenaufreibende Odyssee.

Da aus Kostengründen lieber zu traditionellen Medikamenten und Behandlungsformen gegriffen wird, sollte der Patient von morgen am besten heute schon darüber informiert sein, was ihm möglicherweise helfen oder ihn sogar heilen könnte. Bloßes Gottvertrauen in die Verordnungen des Arztes ist bei weitem nicht mehr ausreichend. Eigeninitiative und auch Hartnäckigkeit werden eine wachsende Rolle spielen, um als Patient künftig zu seinem Recht zu kommen.

Dieser Trend wird von Ärzten natürlich nicht gerne gesehen. Nichts erschüttert das ohnehin bereits angeknackste Vertrauensverhältnis mehr als selbstbewusste Patienten, die wissen, was sie wollen, und am Ende sogar besser informiert sind als der behandelnde Arzt. Verständlicherweise kann dieser es nicht locker hinnehmen, wenn seine Autorität in Frage gestellt wird und man sich hartnäckig den vorgeschlagenen Therapien widersetzt. Aber an diese Tatsache werden sich der Arzt und seine Klientel künftig wohl gewöhnen müssen. Sehr gut informiert sind übrigens meist Patienten mit chronischen Erkrankungen, denn sie sind ständig gezwungen, sich mit den neuesten Entwicklungen auseinander zu setzen. Angetrieben werden sie von der Hoffnung, dass es irgendwann ein Medikament oder eine Therapie geben wird, welches/welche besser hilft, weniger Nebenwirkungen nach sich zieht und vielleicht sogar den Krankheitsverlauf stoppt oder künftig eventuell zur Heilung führt. Zudem ist diese Klientel häufig in entsprechenden Selbsthilfegruppen organisiert und gelangt auf diesem Wege meist schnell an die neuesten Informationen hinsichtlich Medikation und Therapie. Außerdem arbeiten solche Gruppen fast immer mit renommierten, spezialisierten Ärzten zusammen. Im Fall einer Besorgnis erregenden Erstdiagnose sollte daher jeder Betroffene den Kontakt zu einer Selbsthilfegruppe suchen.

Doch zurück zum Thema gentechnologisch hergestellter Arzneimittel. In Deutschland sind inzwischen 60 solcher Arzneimittel mit insgesamt 45 Wirkstoffen zugelassen. Es ist damit der größte Absatzmarkt für gentechnisch hergestellte Medikamente in Europa.

Was hat man darunter genau zu verstehen? Nach Definition des Europäischen Arzneimittelbuches handelt es sich dabei um »Produkte, die durch genetische Modifikation hergestellt werden«. Dabei wird »die kodierte DNA für das Produkt gewöhnlich mit Hilfe eines Plasmids oder viralen Sektors in einen geeigneten Mikroorganismus oder in eine geeignete Zelllinie eingeführt. Das gewünschte Produkt wird dann durch Extraktion und Reinigung gewonnen.«

Demnach handelt es sich bei solchen Produkten also immer um Proteine. Die folgende Auflistung stellt sehr häufig auftretende Erkrankungen und Indikationsgebiete in den Vordergrund. Dabei darf nicht unerwähnt bleiben, dass die

Forschung schon wieder einen Schritt weiter gegangen ist. Die nachfolgenden Medikamente sind gewissermaßen die erste Generation. Inzwischen wird jedoch schon an einer weiter optimierten Nachfolgegeneration gearbeitet.

Bis vor kurzem wurde die Gentechnologie dazu genutzt, die Natur möglichst vollständig zu kopieren und synthetisch nachzubauen. Dieses Ziel wurde weitgehend erreicht. Nun hat sich die Forschung die ehrgeizige Aufgabe gestellt, Arzneimittel und Therapien zu entwickeln, mit deren Hilfe die Fehler der Natur selbst korrigiert werden können. So wird beispielsweise an einem Insulin gearbeitet, das nicht mehr gespritzt werden muss und zudem einen Retardeffekt aufweist.

Das Blut bildende Hormon Erythropoetin, kurz EPO, wird derzeit so umgebaut, dass es länger im Blut bleibt und daher geringere Dosen nötig sein werden. Dahinter steckt nicht nur die Absicht, die Medikamente zu verbessern und dem Patienten die Anwendung zu erleichtern, indem man die Spritzen durch Nasensprays oder Tabletten ersetzt, sondern vor allem, die Kosten zu senken. Die Medikamente der zweiten Generation werden aller Voraussicht nach erheblich billiger sein – und daher auch breiteren Patientenschichten zugänglich. Außerdem werden sie den Bedürfnissen der meisten Patienten gerechter, denn viele Betroffene haben große Probleme mit regelmäßigen, wenn nicht gar täglichen Injektionen, die nicht selten eine enorme psychische Belastung darstellen und zudem oft zu injektionsbedingten Nebenwirkungen wie verstopften Venen und Entzündungen an den Einstichstellen oder zur Bildung von unangenehmen und unansehnlichen Hämatomen, also Blutergüssen, führen.

Doch zurück zum aktuellen Stand.

## Diabetes

Das bekannteste gentechnisch hergestellte Medikament ist das Insulin. Hier gelang der Durchbruch 1982. Insulin ist unabdingbar für die Behandlung des Diabetes, der Zuckerkrankheit. Vor der Entwicklung des gentechnischen Wirkstoffes waren Patienten von tierischem Insulin abhängig, welches aus der Bauchspeicheldrüse von Schweinen gewonnen wurde.

Man unterscheidet zwei Formen von Diabetes, nämlich den Typ I, den so genannten Jugenddiabetes, der in seiner Anlage vererbt wird, und den Diabetes Typ II, im Volksmund besser bekannt als Altersdiabetes. Das bedeutet jedoch nicht, dass jedes Kind mit der genetischen Disposition für einen Typ I Diabetes diese Krankheit auch wirklich bekommt, dies hängt von vielen unterschiedlichen Faktoren ab.

Bei Typ I Diabetes hat das Immunsystem die Insulin bildenden Zellen der Bauchspeicheldrüse jedoch zu mehr als 80 Prozent zerstört. Es besteht auch der Verdacht, dass bestimmte Chemikalien, beispielsweise Nitrosamin oder Blausäureabkömmlinge, wie sie in bestimmten Nahrungsmitteln vorkommen, dazu führen, dass ein Diabetes Typ I ausbricht. In jedem Fall müssen die Betroffenen ein Leben lang Insulin spritzen, um ein möglichst normales Leben führen zu können. Eine ausreichende Insulinproduktion in der Bauchspeicheldrüse oder entsprechende Substitution im Krankheitsfall spielen eine entscheidende Rolle bei lebensnotwendigen Stoffwechselprozessen. So sorgt Insulin dafür, dass der Blutzuckerspiegel nicht unter ein Normalmaß sinkt, das heißt nicht unter 60 mg%, und dass er nach dem Essen nicht über 140 mg% ansteigt. Beides kann fatale Folgen haben.

Auch beim Diabetes Typ II ist die Anlage vererbt. Hier halten die Zellen, welche für die Insulinproduktion zuständig sind, nicht jeder Belastung unbegrenzt stand.

Gefährlich bei dieser Veranlagung ist insbesondere Übergewicht. Bei der Adipositas sind die Fettzellen gegen Insulin unempfindlich. Das bedeutet, dass die Bauchspeicheldrüse wesentlich mehr Insulin herstellen muss als bei Menschen mit Normalgewicht, damit der mit der Nahrung aufgenommene Zucker in die Fettzellen eingeschleust werden kann. Die Bauchspeicheldrüse versucht verzweifelt dieses Mehr zu liefern, so lange, bis sie völlig erschöpft ist und gar nichts mehr geht. Dann ist sie auch nicht mehr in der Lage, die erforderliche Dosis Insulin nach jeder Mahlzeit zu produzieren. Dank der uneingeschränkten Verfügbarkeit gentechnisch hergestellten Insulins haben Betroffene mit einem gut eingestellten Zucker eine ganz normale Lebenserwartung. Bei unzureichender Behandlung hingegen muss mit irreparablen Folgeschäden, wie Niereninsuffizienz, Augenschäden, Gefäßerkrankungen und Neuropathien gerechnet werden.

Von dem modernen Insulin profitieren bereits jetzt sehr viele Betroffene. Allein in Deutschland leben 350 000 Patienten mit Diabetes Typ I, in Österreich spritzen zwischen 35 000 und 40 000 Menschen täglich Insulin. Der Typ II Diabetes ist weitaus häufiger: so leiden in Deutschland weit über 3 Millionen Menschen darunter, in Österreich liegt die Zahl bei über 350 000. Die Zahl der Patienten nimmt drastisch zu, da das Erkrankungsrisiko mit dem Gewicht steigt. Bereits 10 Prozent Übergewicht erhöhen das Risiko um ein Vierfaches, bei 20 Prozent Übergewicht ist ein Diabetes Typ II dreißig Mal so wahrscheinlich.

Man stelle sich vor, das zur Behandlung dieser Patientengruppe erforderliche Insulin müsste weiterhin aus der Bauchspeicheldrüse von Schweinen gewonnen werden. Der Bedarf wäre kaum mehr zu decken.

## Wachstumsstörungen

Ein weiterer Fortschritt besteht unbestritten in der Behandlung von Kindern mit krankhaften Wachstumsstörungen. Diese werden meist erst ab dem zweiten Lebensjahr auffällig, nämlich dann, wenn deutlich wird, dass die Betroffenen wesentlich langsamer wachsen und deutlich kleiner sind als ihre Altersgenossen. Ursache: das verantwortliche Wachstumshormon Somatotropin, welches normalerweise in der Hypophyse, also der Hirnanhangdrüse erzeugt wird, wird nicht in ausreichender Menge produziert. Zusammen mit einer Anzahl anderer Hormone sorgt es dafür, dass der Körper im Kindesalter entsprechend wächst. Wird ein diesbezüglicher Defekt nicht rechtzeitig behandelt, so stagniert das körperliche Wachstum bei unter 140 cm. Dabei verfügen die Betroffenen über eine normale Intelligenz, haben aber entweder eine sehr verspätet einsetzende Pubertät oder diese bleibt ganz aus. Jungen sind von Wachstumsstörungen dreimal so häufig betroffen wie Mädchen, das Erkrankungsrisiko steigt jedoch nach einer besonders schweren Geburt bei beiden Geschlechtern.

Ob ein Kind unter Wachstumsstörungen leidet, lässt sich heutzutage relativ früh feststellen. Es gibt standardisiertes Vergleichsmaterial, mit Hilfe dessen Wachstum und altersbedingte Entwicklung bei den entsprechenden Vorsorgeuntersuchungen geprüft werden. Aufgabe des Arztes ist es, die tatsächlichen Ursachen für eine Wachstumsstörung herauszufinden. Handelt es sich um einen Mangel an Somatotropin, so kann die Erkrankung problemlos behandelt und pathogener Zwergenwuchs vermieden werden.

Das gelingt allerdings erst seit 1985, als es möglich wurde, Somatotropin gentechnisch herzustellen. Dies war lange Zeit nicht gelungen, obwohl den Wissenschaftern die Zusammensetzung dieses Hormons schon lange bekannt war. Bis 1985 musste man es jedoch aus den Hirnanhangdrüsen von Leichen gewinnen, um den betroffenen Kindern zu helfen. Um ein Kind ein Jahr lang mit den erforderlichen Hormonmengen zu versorgen, bedurfte es immerhin der Wachstumshormone von 70 Leichen.

Davon abgesehen, dass die bloße Vorstellung bei vielen Entrüstung hervorrief und für stürmische ethische Diskussionen in den Medien sorgte, gab es natürlich ständig Engpässe in der Versorgung. Zudem wurden teilweise schwerwiegende Infektionen übertragen, die das zentrale Nervensystem angriffen und nicht selten für die betroffenen Patienten tödlich endeten. Aufgrund solcher Vorfälle wurde die Somatotropingewinnung aus Leichen 1985 endgültig verboten.

Nur wenige Monate später kam ein völlig risikofreies, gentechnisch hergestelltes Medikament auf den Markt, welches inzwischen weltweit angewandt wird.

## Hämophilie

Ein großer Durchbruch konnte mit Hilfe gentechnologisch hergestellter Arzneimittel auch bei der Behandlung der so genannten Bluterkrankheit, der Hämophilie, erzielt werden.

Die Schrecken dieser Erbkrankheit, von der fast ausschließlich Männer betroffen sind, reichten bis weit in unser Jahrhundert hinein.

Geschichten von kleinen Jungen und jugendlichen Männern, die an den Folgen einer Zahnextraktion oder gleich im Anschluss an eine Beschneidung buchstäblich verbluteten, haben schon unsere Vorfahren erschauern lassen.

Die Hämophilie ist eine geschlechtsgebundene rezessiv vererbte Krankheit; das bedeutet, die Erbanlage liegt auf nur einem der Geschlechtschromosome, in diesem Falle auf dem X-Chromosom. Die Hämophilie kommt nur dann zum Ausbruch, wenn dem kranken Gen kein gesundes gegenüberliegt.

Warum ist nun fast ausschließlich das männliche Geschlecht von dieser Erkrankung betroffen? Das liegt an den Gesetzen der Vererbung. Männer besitzen in ihren Zellen ein von der Mutter vererbtes X-Chromosom und ein vom Vater vererbtes Y-Chromosom, auf welchem das kranke Gen jedoch nicht angesiedelt sein kann. Weibliche Zellen weisen hingegen immer zwei X-Chromosomen auf. Mädchen können die Bluterkrankheit also nur bekommen, wenn das defekte Gen auf beiden X-Chromosomen angesiedelt ist – ein sehr unwahrscheinlicher und überaus seltener Fall. Die Frauen vererben jedoch das defekte Gen, auch wenn es nur auf einem der beiden X-Chromosomen liegt, weiter an ihre Söhne und Töchter. Das heißt, die Trägerin dieses Gens erkrankt zwar selbst nicht an Hämophilie, ist aber eine so genannte Konduktorin: Sie kann die krankhafte Anlage auf die Hälfte ihrer Nachkommen übertragen. Wenn ein Sohn dieses defekte Gen erhält, so kann er die Bluterkrankheit bekommen, erhält er aber das intakte Gen, so bleibt er gesund. Mädchen, die de facto immer verschont bleiben, übertragen das defekte Gen – statistisch betrachtet – ihrerseits auf 50 Prozent ihrer Nachkommen.

Töchter von hämophilen Vätern sind folglich immer Konduktorinnen, vorausgesetzt, die Mutter verfügt über gesunde Erbanlagen, da deren X-Chromosom ja immer vom Vater stammt. Söhne von Vätern mit der Bluterkrankheit und Müttern, die keine Konduktorinnen sind, sind immer gesund, da ihr X-Chromosom ja von der Mutter stammt.

Symptomatisch handelt es sich bei der Hämophilie um eine vererbte Blutgerinnungsstörung, die auf einem Mangel des für die Blutgerinnung erforderlichen Faktors VIII (Hämophilie A) oder Faktors IX (Hämophilie B, auch »Christmas disease«) beruht. Diese Unterscheidung kennt man allerdings erst seit den 50er Jahren.

Die Hämophilie A ist die häufigste Form dieser Erkrankung, sie tritt weltweit bei einem von 5 000 Neugeborenen auf. Die Hämophilie B ist wesentlich seltener. Sie betrifft weltweit nur jeden 30 000. männlichen Säugling. Die Hämophilie A weist jedoch kein einheitliches Krankheitsbild auf. Sie reicht von schwersten Verlaufsformen von Geburt an bis hin zu sehr viel leichteren Erscheinungsformen, die erst im Erwachsenenalter oft zufällig festgestellt werden – beispielsweise bei Zahnextraktionen oder bei kleineren operativen Eingriffen.

Dabei entscheidet die Stärke der jeweiligen Blutungsneigung darüber, welche Verlaufsform vorliegt.

Da bei den Betroffenen der für die Blutgerinnung erforderliche Faktor entweder gar nicht oder nur unzureichend vorhanden ist, können die Erkrankten auch an ganz banalen Verletzungen verbluten, wenn nicht sofort Gegenmaßnahmen ergriffen werden. Dies ist manchmal gar nicht so einfach, vor allem dann, wenn die Existenz der Krankheit zuvor nicht bekannt war. Die Betroffenen neigen häufig zu spontanen Nasenblutungen oder Schleimhautblutungen. Besonders gefährlich, mit unabsehbaren Folgen, sind die Spontanblutungen in den Gelenken, die sich auch bei gesunden Menschen ständig unbemerkt ereignen. Manchmal genügt schon eine ruckartige Bewegung, ein harmlos wirkendes Umknicken auf der Straße, ein zwar schmerzhafter, aber nicht weiter dramatischer Sturz oder der unfreiwillige Zusammenstoß mit einem wie auch immer gearteten Hindernis. Ein Mensch mit gesunder Blutgerinnung nimmt derartige alltägliche Unfälle als schmerzhaften Vorfall wahr und hat vielleicht über einen Bluterguss oder blaue Flecken zu klagen. Außer einer schmerzlindernden und schwellungsmindernden Salbe oder einem Eisbeutel zur lokalen Kühlung ist da wenig vonnöten.

Für einen Hämophilen sieht ein solcher Zwischenfall wesentlich dramatischer aus. Werden die Gelenkblutungen nicht sofort erkannt und behandelt, kann es zu schwersten Deformationen kommen, bis hin zu erheblichen Bewegungseinschränkungen. Da fast ausschließlich Jungen von dieser Krankheit betroffen sind, denen man landläufig mehr Temperament, einen ausgedehnteren Bewegungsdrang und den Hang zu etwas ruppigeren Spielgewohnheiten nachsagt als gleichaltrigen Mädchen, kann man sich die enorme Belastung für die betroffenen Familien vorstellen. Eine amerikanische Studie, die vor nunmehr sechzig Jahren veröffentlicht wurde, ergab, dass ein Viertel der männlichen Bluter das 16. Lebensjahr nicht erreichte.

Die ersten Aufzeichnungen über die Hämophilie reichen zweitausend Jahre zurück. Beschreibungen, die sie als spezifische Erbkrankheit ausweisen, sind bereits im Talmud zu finden: »Wenn zwei Jungen bei der Beschneidung an Blutungen verstorben sind, brauchen alle weiteren Söhne der Mutter, ihrer Töchter und ihrer Schwestern nicht mehr beschnitten werden.«

Im 19. Jahrhundert fanden mehrere Familien mit Hämophilie Eingang in die Literatur; eine der berühmtesten ist sicher das englische Königshaus, denn auch Königin Victoria von England (1819–1901) war Konduktorin und vererbte ihr mutiertes Gen an ihre Töchter. Durch deren Vermählung innerhalb des europäischen Hochadels wurde diese Erkrankung zu einer Gefahr für die Aristokratie und verbreitete sich in den Fürstenhäusern. Als der russische Kronprinz daran erkrankte, war der Weg offen für den charismatischen Heiler und Scharlatan Rasputin, der zu einem der Wegbereiter des Untergangs des Hauses Romanow und damit der russischen Revolution wurde.

Es gab über einen langen Zeitraum nicht den geringsten Ansatz einer Erfolg versprechenden Therapie.

Im Jahre 1906 versuchte man erstmals, den fehlenden Gerinnungsfaktor durch Vollbluttransfusionen auszugleichen. Dies erwies sich als ähnlich ungenügend wie die 1930 angewandte Methode, mit normalen Transfusionen den verschiedenen Blutungen und ihren Spätfolgen entgegenzuwirken. Denn auch dieses Verfahren brachte nicht den gewünschten Erfolg, da der so dringend benötigte Gerinnungsfaktor in Blut und Plasma nur in so geringer Konzentration vorhanden war, dass man lediglich sehr leichte Blutungen in den Griff bekam. Am Beginn einer etwas effektiveren Hämophiliebehandlung stand ein »Abfallprodukt« aus dem Zweiten Weltkrieg: Als es gelang, Plasma zu lyophilisieren, also gefrierzutrocknen, wurden die Blutbanken entwickelt, um die unzähligen Schwerverletzten und Verwundeten auf den Schlachtfeldern und in den Lazaretten zu behandeln.

Es dauerte bis in die 50er Jahre, dass gefriergetrocknetes Blutplasma auch in anderen medizinischen Bereichen eingesetzt wurde, unter anderem zur Behandlung von Hämophiliepatienten. Erst jetzt gelang es, die verschiedenen Gerinnungsfaktoren wissenschaftlich zu bestimmen und somit die unterschiedlichen Formen der Hämophilie zu erkennen.

Zwar hob der gezielte Einsatz von Blutplasma die Lebensqualität der Betroffenen, aber man war noch weit entfernt von einer wirklich zufrieden stellenden Lösung. Man benötigte ein Produkt mit wesentlich höheren Faktor-VIII-Konzentrationen. In den 60er Jahren entstanden in den USA und England erste Spezialkliniken, die sich ausschließlich mit der Behandlung der Hämophilie befassten. Dort bezog man zusätzlich zu einer regelmäßigen Plasmaprophylaxe auch physikalische Therapien mit ein.

Die Entdeckung von Faktor VIII-reichem Kryopräzipitat schien die Behandlung der Hämophilie zu revolutionieren. Allerdings mussten diese Produkte, die zwar relativ einfach herzustellen waren, bei minus 20 Grad gelagert werden. Der nächste Schritt war die Entwicklung von entsprechenden Faktorkonzentraten aus Blut.

Damit schien der Durchbruch geschafft. Als in den 70er Jahren die Versorgung mit entsprechendem Humanplasma sichergestellt werden konnte, glaubte man sich am Ziel. In der Folge lernten viele Patienten, sich das benötigte Plasma selbst zu injizieren. Es musste nicht mehr wegen jeder Dosis ein Arzt oder ein Krankenhaus aufgesucht werden, die Behandlungskosten sanken und die Patienten gewannen zunehmend an Lebensqualität. Da genügend Konzentrat hergestellt werden konnte, stand einer effektiven Prophylaxe nichts mehr im Wege. Betroffene Patienten konnten ohne nennenswerte Komplikationen operiert werden. Sie waren infolge der Selbstversorgung nun in der Lage, eine Ausbildung zu beginnen und abzuschließen und einen Beruf auszuüben – was bis dahin undenkbar erschien. Die Lebenserwartung von Hämophiliepatienten entwickelte sich gegen normal, die Lebensqualität stieg und unterschied sich nicht wesentlich von der eines Gesunden.

Doch bereits Ende der 70er Jahre tauchten erste Komplikationen auf. Denn da die Präparate aus menschlichem Plasma hergestellt wurden, das aus Blutspenden gewonnen wurde, zeigte sich jetzt, dass damit auch Virusinfektionen und alle erdenklichen anderen Krankheiten übertragen werden konnten.

Hinzu kam ein weiteres Phänomen: Bei 5 bis 15 Prozent der Patienten, welche ihre Hämophilie zu Hause selbst behandelten, bildeten sich als unangenehme Folge der Faktor-VIII-Substitution so genannte Hemmkörper gegen den zugeführten Gerinnungsfaktor, die dessen Wirksamkeit aufhoben. Betroffen waren davon in erster Linie Patienten mit schwerer Hämophilie, da diese hohe Dosen an Faktorkonzentrat benötigten.

Zwar wurde gegen diese Toleranzentwicklung an der Bonner Universitätsklinik, dem größten Hämophiliezentrum Deutschlands, ein Verfahren entwickelt, mit dem man diese Komplikation erfolgreich in den Griff bekam. Das von Prof. Brackmann entwickelte »Immuntoleranzprogramm« wurde in den 80er Jahren weltweit anerkannt und übernommen.

Doch damit war das andere Problem nicht gelöst, das der viralen Sicherheit. Diese herzustellen und zu garantieren sollte einen weiteren Meilenstein in der Behandlung der Hämophilie darstellen.

Dies zeigte sich besonders deutlich, als man feststellen musste, dass das Plasmakonzentrat, von dem man sich so viel versprochen hatte, einerseits eine der bis dahin effektivsten Prophylaxe- und Therapiemaßnahmen im Umgang mit der Hämophilie darstellte, aber eben dadurch auch Erkrankungen wie Aids und verschiedene Formen der Hepatitis übertragen wurden.

In den 80er Jahren kam eine Schreckenslawine ins Rollen: Weltweit erkrankte fast die Hälfte aller Hämophiliepatienten, die bis dahin mit aus Humanplasma gewonnenem Gerinnungsfaktor behandelt worden waren, an Aids. Viele starben an den Folgen. Zwar war die Forschung relativ schnell in der Lage, den HI-Virus zu identifizieren, für viele der Betroffenen kam jedoch jede Hilfe zu spät – sie hatten sich bereits infiziert.

Und so richtete sich das Augenmerk der Forschung auf die

Entwicklung von so genannten Virusinaktivierungsverfahren, welche in der Zukunft absolute Sicherheit garantieren sollten.

Doch auch die aufwendigsten Verfahren boten immer noch ein Restrisiko, solange das Ausgangsmaterial aus Humanplasma gewonnen wurde.

Erst mit dem Einsatz der rekombinanten DNA-Technologie gelang der endgültige Durchbruch. Man verpflanzte normale Humangene mit einer Faktor-VIII- oder IX-Codierung in Hamsterzellen und gründete damit kleine Fabriken, die in Zellkulturen menschlichen Faktor VIII und IX produzieren. Im Anschluss werden die Gerinnungsfaktoren extrahiert, um sie für die Herstellung von rekombinanten Konzentraten zu verwenden.

Zu diesem Vorgang benötigt man so genannte Stabilisatoren und verwendet dazu menschliches Serumalbumin, ein Protein, als Transportvehikel. Obgleich bislang noch kein Fall bekannt ist, bei dem es dadurch zu einer Viruskontamination gekommen ist, versuchte die Forschung, auch dieses Quäntchen Restrisiko zu eliminieren, und sei es nur aus Furcht vor möglichen allergenen Reaktionen auf Albumin. Kurz vor dem Jahrtausendwechsel gelang es einem amerikanischen Unternehmen, einen rekombinanten Faktor zu entwickeln, der inzwischen weltweit zugelassen ist. Er kommt im Endprodukt vollständig ohne menschliches Albumin aus und muss somit als vollkommen sicher gelten. Allerdings handelt es sich hier bereits um ein gentechnisches Produkt der zweiten Generation, bei dem die Vorgaben der Natur nicht nur nachgebaut, sondern sogar optimiert werden: Man schneidet aus dem menschlichen Faktor-VIII-Gen einen inaktiven Teil heraus, die so genannte B-Domäne, und dennoch erfüllt das Gen seine Funktion vollständig. Das hat den Vorteil, dass das verkleinerte Gen ein wesentlich geringeres Volumen benötigt und daher nicht mehr aufwendig stabilisiert werden muss. Hierfür genügt inzwischen bloße Saccharose.

Zudem ist durch die Entwicklung dieses Präparates die Behandlung der Hämophilie deutlich billiger geworden. Immerhin kostet sie normalerweise, je nach Schwere der Verlaufsform und der damit erforderlichen Dosierung, zwischen 50 000 und 400 000 DM pro Patient und Jahr.

Angesichts solcher Summen verwundert es nicht, dass die hart erkämpfte so genannte Hochdosierungstherapie wieder etwas in die Schlagzeilen geriet. War man sich in den USA und großen Hämophiliezentren inzwischen darüber einig, dass die regelmäßige Gabe von Faktor-VIII- und IX-Konzentraten die beste Prophylaxe gegen hämophiliebedingte Folgeschäden darstellt und den Betroffenen ermöglicht, ein weitgehend normales Leben zu führen, so machen sich inzwischen wieder Tendenzen breit, die teuren Präparate nur im Bedarfsfall, also bei einer auftretenden Blutung, zu verabreichen. Stimmen werden laut, sogar in verschiedenen Patientenorganisationen, dass bei dieser Erkrankung eben Vorsicht geboten sei. Hämophile Knaben müssten ja vielleicht nicht unbedingt Fußball spielen und damit ihr Schicksal herausfordern.

Diese Argumentation bedeutet angesichts der Tatsache, was medizinisch heute bereits möglich ist und wie lange es gedauert hat, diesen Status zu erreichen, einen ungeheuren Rückschritt; nicht nur unter rein medizinisch-orthopädischen, sondern auch unter psychosozialen Gesichtspunkten.

Betroffene Patienten aus den neuen deutschen Bundesländern, die bis 1989 nicht ansatzweise mit modernen Therapieformen in Berührung kamen, sind zwar selten von viralen Infektionen wie Aids oder den verschiedenen Hepatitisformen betroffen, leiden aber unter irreparablen Gelenkdeformationen. Diese machen ihnen die Teilnahme an einem aktiven Berufsleben unmöglich, da ein Großteil von ihnen an den Rollstuhl gefesselt ist und zum Überleben ständiger Pflege und Betreuung bedarf.

Auch das ist eines der zahllosen Beispiele der um sich greifenden bürokratischen Fehlargumentationen, die noch nicht einmal rechnerisch korrekt sind.

Die Vorhaltung »astronomischer Medikamentenkosten« eines chronischen Patienten mit einer nicht ganz alltäglichen Erkrankung unterschlägt die Gegenrechnung der Nachfolgekosten, die entstehen, wenn ein Patient nicht ausreichend behandelt wird. Regelmäßige Aufenthalte in entsprechenden Spezialkliniken, Dauerbetreuung, aufwendige Rehabilitationsmaßnahmen, Arbeitslosengeld und Sozialhilfe ergeben in Summe wesentlich höhere Belastungen für das Versicherungssystem als eine ausreichende Prophylaxe.

## Anämie (Blutarmut)

Ähnlich verhält es sich auch mit einem Medikament, dessen Effizienz und Wirksamkeit seit mehr als zehn Jahren als unumstritten gilt – mit dem Unterschied, dass in diesem Falle die Anzahl der potenziellen Nutznießer weit größer ist als bei der vorher beschriebenen Indikation. Da es sich auch hier um ein sehr teures Mittel handelt, ist der Kampf, wer in den Genuss dieses Fortschritts kommt und wer nicht, noch lange nicht entschieden.

Der Wirkstoff Erythropoetin – besser bekannt als EPO – ist ein körpereigenes Hormon, das normalerweise von jedem gesunden Menschen ausreichend in der Niere gebildet wird. Es sorgt dafür, dass im Knochenmark die Bildung roter Blutkörperchen angeregt wird, die ihrerseits dafür verantwortlich sind, dass genügend Sauerstoff aus den Lungen zum Gehirn und zu allen anderen Organen transportiert wird. Die Erythrozyten verdanken ihre intensive rote Farbe dem roten Blutfarbstoff Hämoglobin. Durch entsprechende Untersuchungen kann festgestellt werden, wie es um den jeweiligen Hämoglobinwert bei einem Menschen steht, ob das Blut ausreichend mit roten Blutkörperchen versorgt ist oder ob Blutarmut vorliegt.

Nach den Richtlinien der WHO (World Health Association) liegt der Normalwert bei Frauen zwischen 12 und 16 Gramm pro 100 Milliliter (12–16 g/dl) und bei Männern zwischen 14 und 18 Gramm pro 100 Milliliter (14–18 g/dl).

Bei einem gesunden Menschen werden pro Stunde an die zehn Milliarden alte oder defekte rote Blutkörperchen aus dem Blutkreislauf entfernt. Normalerweise werden diese sofort durch neue ersetzt, weil im Knochenmark genügend Nachschub produziert wird. Erst wenn dieses Gleichgewicht nicht mehr aufrechterhalten werden kann, dann spricht man von Anämie oder Blutarmut. Das ist dann der Fall, wenn der so genannte Hämoglobinwert (Hb) nach internationalen Richtlinien unter 11 g/dl liegt. Für diese Erkrankung kann es unterschiedliche Auslöser geben. Im Groben unterscheidet man vier verschiedene Ursachen für eine mögliche Anämie (natürlich gibt es noch sehr viel mehr und sehr viel differenziertere Formen):

### *1. Anämie durch starken Blutverlust*

Diese kann durch starke Verletzungen, Unfälle, durch blutende Magengeschwüre oder durch das Aufplatzen von Blutgefäßen verursacht werden. Aber selbst stark und häufig blutende Hämorrhoiden oder lang anhaltende und starke Menstruationsblutungen können Blutarmut auslösen.

### *2. Anämien durch die verminderte Bildung von Erythrozyten*

Bei dieser Form spielt eine Schädigung des Knochenmarks, in dem die roten Blutkörperchen gebildet werden, eine entscheidende Rolle. Hierbei geht auch die Bildung der Leukozyten und der Blutplättchen zurück.

Oft ist diese Anämie auf Eisenmangel zurückzuführen. Eisen ist eine Substanz, die der Organismus dringend für die Bildung des Hämoglobins benötigt. Die so genannte Eisenmangelanämie stellt eine der häufigsten Formen dieser Erkrankung dar. Es gibt zudem Krankheitsbilder, die auf einen Mangel an Vitamin $B_{12}$ zurückgeführt werden müssen.

### *3. Anämien durch vermehrten Abbau roter Blutkörperchen*

Hierbei handelt es sich um zwei sehr spezielle Formen der Blutarmut. Beiden Krankheitsbildern gemeinsam ist die Tatsache, dass die Lebensdauer der Erythrozyten, die sich normalerweise auf 150 Tage beläuft, deutlich geringer ist. Das ist bei der so genannten Thalassämie der Fall, einer Form der Anämie, die vorwiegend in Mittelmeerländern auftritt, und bei der Sichelzellenanämie, von der fast nur Menschen mit schwarzer Hautfarbe betroffen sind.

### *4. Anämien, verursacht durch eine gleichzeitige Bildungs- und Abbaustörung von Erythrozyten*

Bei dieser Form der Anämie liegt kein eigenständiges Krankheitsbild vor, sie tritt als Nebenwirkung oder Begleiterkrankung eines anderen Krankheitsbildes auf.

So führt beispielsweise Nierenschwäche oder Nierenversagen dazu, dass nicht mehr genügend Erythropoetin gebildet werden kann. Viele Dialysepatienten leiden unter Anämie.

Doch auch bei Krebspatienten ist die Anämie häufig eine unangenehme Begleiterscheinung. Das liegt zum einen an der Tumorerkrankung selbst und zum anderen an den damit verbundenen Therapien. Dabei werden die roten Blutkörperchen zerstört und es können nicht genügend neue gebildet werden, etwa weil die Tumorerkrankung dazu führt, dass die Nieren nicht mehr in ausreichender Form Erythropoetin produzieren. Außerdem wird durch die oft unvermeidbare Strahlen- oder Chemotherapie das Knochenmark geschädigt.

Je nachdem, welche Form der Anämie vorliegt, variieren auch die Symptome. Im Allgemeinen sind die Patienten auffallend blass und aufgrund der unzureichenden Sauerstoffversorgung im Organismus häufig müde, lustlos und antriebsschwach. In besonders schweren Fällen leiden Anämiepatienten zusätzlich unter Herz-Kreislauf-Beschwerden, fühlen sich oft schwindelig und am Rande einer Ohnmacht.

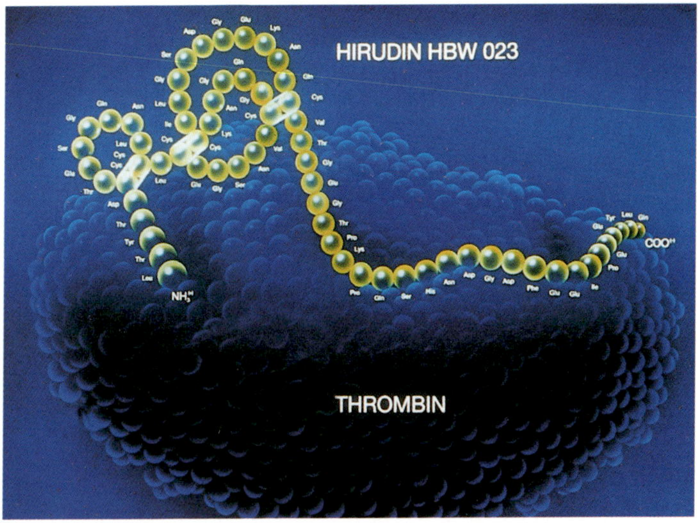


*OBEN: DER WIRKSTOFF LEPIRUDIN IST GENTECHNISCH HERGESTELLTES HIRUDIN. IN DER NATUR KOMMT DAS EIWEISSMOLEKÜL NUR IM BLUTEGEL VOR*

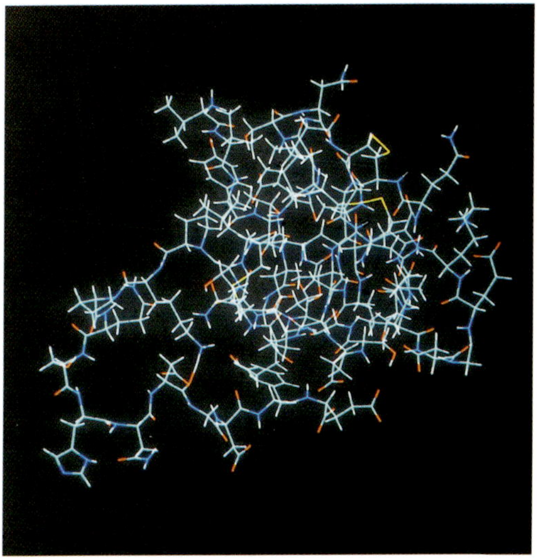

*RECHTS: TERTIÄRSTRUKTUR DER AMINOSÄUREN 1–57 EINES ISOHIRUDINS*

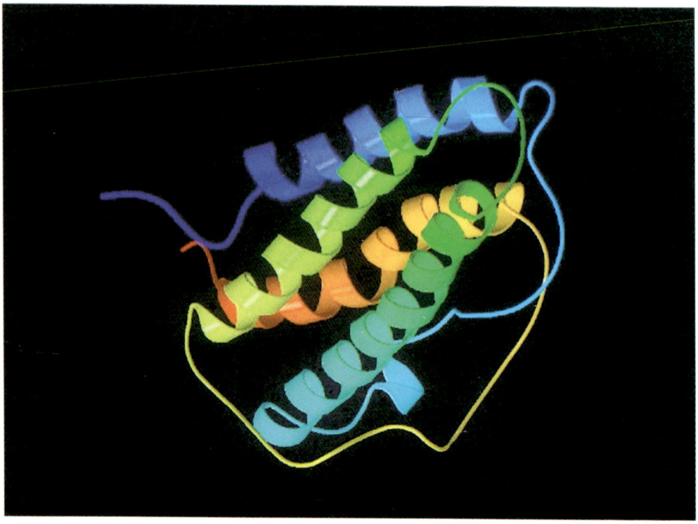

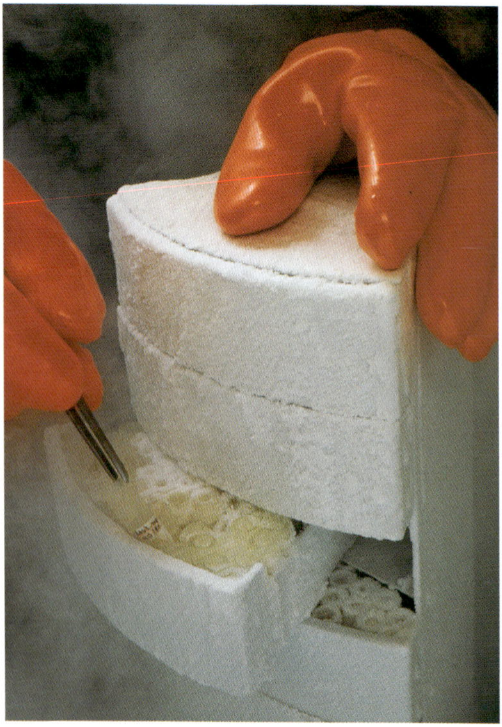

OBEN: SCHEMATISIERTE RAUMSTRUKTUR EINES ERYTHROPOETINMOLEKÜLS MIT VIER AUSGEPRÄGTEN ALPHAHELICES

LINKS: LAGERUNG VON MIKROORGANISMEN BEI MINUS 196 GRAD CELSIUS IN FLÜSSIGEM STICKSTOFF

Festgestellt werden kann die Anämie und die Schwere der Erkrankung anhand des Blutbildes.

Die Therapie richtet sich nach den jeweiligen Ursachen. So muss beispielsweise bei einer Mangelanämie Eisen zugeführt werden. Konservativ wird Anämie immer noch gerne mit Transfusionen behandelt, die aber den Zustand des Patienten nur kurzfristig verbessern und zudem das Risiko bergen, Infektionen zu übertragen.

Eine absolut wirksame und sichere Methode zur effektiven Behandlung der Anämie sind Erythropoetininjektionen in die Bauchfalte, die sich die Patienten mit der Zeit auch selbst verabreichen können. Obgleich die Effektivität dieser Behandlung bereits seit zehn Jahren bekannt und unumstritten ist, wird das Medikament nicht so häufig eingesetzt, wie es erforderlich wäre. Ursache: Es ist zu teuer. Dies gilt insbesondere für Krebspatienten, bei denen die Auswirkungen der Anämie inzwischen unter dem englischen Begriff »Fatigue«, also Müdigkeit, Einzug in die internationale Fachliteratur gehalten haben.

Etwas anders verhält es sich bei Predialyse- und Dialysepatienten, da diese aufgrund ihrer chronischen Erkrankung oft unter sehr schweren Formen der Anämie leiden. Von den weltweit rund 300 000 Dialysepatienten werden derzeit zwischen 30 und 50 Prozent mit EPO behandelt. Damit können die Unannehmlichkeiten von Blutransfusionen und möglicherweise damit verbundenen Komplikationen vermieden werden. In Amerika gibt es schon lange einen Richtlinienkatalog, der sich mit der Optimierung der im Übrigen sehr erfolgreichen Therapie bei chronischem Nierenversagen befasst. Auch in Europa wurde inzwischen ein solcher Richtlinienkatalog erarbeitet. Hier erweist es sich jedoch als wesentlich schwieriger, allgemein gültige Standards zu etablieren. Die unterschiedlichen Gesundheitssysteme der einzelnen Länder divergieren zu stark. In Deutschland gibt es sogar Unterschiede zwischen den einzelnen Bundesländern; in England hängt die Therapie beinahe schon davon ab, auf welcher Straßenseite man wohnt.

Dabei lassen sich mit dieser Therapie Leistungsfähigkeit und Lebensqualität der Patienten sehr leicht wieder herstellen. Denn sobald mit der ausreichenden Produktion roter Blutkörperchen die Sauerstoffversorgung im Organismus wieder gewährleistet ist, tritt sofort eine Verbesserung der allgemeinen körperlichen Verfassung und des Wohlbefindens ein. Nennenswerte Nebenwirkungen sind nicht zu befürchten.

Oft leiden die Betroffenen nämlich so heftig unter den Auswirkungen der Anämie, dass es ihnen schwer fällt, die einfachsten Dinge im Haushalt zu erledigen. An die Ausübung eines Berufes ist oft gar nicht mehr zu denken.

Vielen dürfte EPO aus einem anderen Zusammenhang bekannt sein. Im Rahmen der Dopingaffäre bei der Tour de France geriet das Medikament in die Schlagzeilen und erlangte einen eher unrühmlichen Bekanntheitsgrad:

Einige der Spitzenradfahrer hatten sich mit EPO für den Wettkampf präpariert, denn die verbesserte Sauerstoffzufuhr im Organismus erhöht die Leistungsfähigkeit auch von Gesunden. Allerdings beim Leistungssport nicht ohne erhebliches, schlimmstenfalls sogar tödliches Risiko, denn bei gesunden Menschen mit ausreichend Erythrozyten kommt es durch die zusätzliche Gabe von EPO zu einer Verdickung des Blutes. Damit es nicht zu Gefäßverschlüssen kommt, müssen gleichzeitig Antikoagulantien, also blutverdünnende Mittel, genommen werden. Und dieser Cocktail kann bei Missbrauch gefährlich für Gesundheit und Leben sein.

## Herzinfarkt

Seit 1987 existiert ein Produkt, das Herzinfarktpatienten das Leben retten kann, indem es bereits verstopfte Arterien wieder öffnet. Es handelt sich um den körpereigenen Gewebe-Plasminogen-Aktivator (t-PA = tissue plasminogen activator), der inzwischen gentechnologisch nachgebaut werden kann. Bei diesem Protein t-Pa handelt es sich um ein nur sehr aufwendig zu produzierendes, komplexes Protein, das gentechnologisch nur in Zellen von Säugetieren hergestellt werden kann. Im Gegensatz zu einfachen Bakterien sind diese »Produktionsstätten« sehr viel komplizierter, da Tierzellen deutlich langsamer wachsen und gleichzeitig viel anfälliger und anspruchsvoller sind. Die Entwicklung dieses Präparates stellte eine wahre Herausforderung für die Wissenschaft dar. Doch es gelang, die Ansprüche der komplizierten Wirtszellen zu befriedigen und Gewebekulturen zu züchten, in denen die Säugetierzellen den t-PA in ausreichender Menge produzierten.

Seit 1998 ist ein weiteres Präparat auf dem Markt, Hirudin, das bei einer anderen Risikogruppe von Patienten verhindert, dass sich Blutgerinnsel bilden.

## Zytokine

Diese »Botenstoffe« des Immunsystems, welche allerdings im Organismus nur in sehr geringen Konzentrationen vorhanden sind, sind Proteine, die von den Zellen in löslicher Form und in nur sehr geringen Dosierungen abgegeben werden.

Erst die Gentechnik machte es möglich, diese Substanzen ausreichend und nahezu problemlos in anderen Mikroorganismen herzustellen. Doch wozu sind diese Substanzen überhaupt erforderlich?

Immunzellen produzieren ständig eine große Zahl von so genannten Signalmolekülen wie Interleukine, Interferone und bestimmte Wachstumsfaktoren, die sowohl eine hemmende als auch eine stimulierende Funktion ausüben können.

Derzeit sind rund 50 derartiger löslicher Stoffe bekannt, die man unter dem Oberbegriff Zytokine zusammenfasst.

Eine besondere Bedeutung kommt den koloniestimulierenden Faktoren zu. Sie tragen dafür Sorge, dass die Bildung von roten Blutkörperchen angeregt wird und damit eine ausreichende Sauerstoffversorgung des Organismus garantiert ist. Sie regen außerdem die vermehrte Produktion von Blutplättchen an, die nach Verletzungen Blutungen stillen, indem sie die offenen Stellen abdichten. Zusätzlich sind die koloniestimulierenden Faktoren verantwortlich für die vermehrte Bildung von Leukozyten, also der weißen Blutkörperchen, die bei der Aufrechterhaltung eines intakten Immunsystems eine wesentliche Rolle spielen.

Es gibt bestimmte Umstände und Erkrankungen, bei denen es zu einem lebensbedrohlichen Mangel an weißen Blutkörperchen kommt, der so genannten Leukopenie. Normalerweise befinden sich in jedem Milliliter Blut zwischen 5 000 und 10 000 Leukozyten, welche im Knochenmark ständig nachgebildet werden. Von einem Mangel sind besonders häufig Patienten betroffen, bei denen eine Schädigung des Knochenmarks vorliegt oder bei denen eine Knochenmarkstransplantation vorgenommen werden musste. Leukopenie tritt außerdem bei Krebspatienten aufgrund einer Chemotherapie auf, als Begleiterscheinung bei bestimmten Bluterkrankungen oder bei einer Überfunktion der Milz, deren Aufgabe eigentlich darin besteht, die verbrauchten Blutzellen zu beseitigen.

Eklatanter Mangel an Leukozyten führt dazu, dass die Patienten überaus anfällig für jedwede Art von Infektionen sind. Das Immunsystem versagt bei der Aufgabe, drohende Gefahren abzuwehren. Die betroffenen Patienten werden von den sonst wenig gefährlichen Bakterien und Viren überwältigt, da der Organismus seine Abwehrfunktion stark reduziert hat.

Wenn diese Patienten bestimmte Zytokine erhalten, in diesem Falle die koloniestimulierenden Faktoren, so können Leukopenie und Infektionsrisiko günstig beeinflusst werden. Dies ist für die Therapie von wesentlicher Bedeutung, da bei geschwächtem Immunsystem jede zusätzliche Infektion lebensbedrohlich werden kann.

So wäre etwa ohne diese gentechnisch hergestellten Faktoren eine Hochdosis-Chemotherapie nicht möglich, mit deren Hilfe auch die letzten Krebszellen abgetötet werden sollen. Eine solche Therapie greift das ohnehin schon schwache Immunsystem vehement an und kann deshalb nur bei gleichzeitiger Gabe dieser Medikamente durchgeführt werden.

Ebenfalls zu der Gruppe der Zytokine gehören die Interleukine und die Interferone.

Mit Hilfe der Interleukine glaubte die Wissenschaft ein probates Mittel gefunden zu haben, das Immunsystem für den Kampf gegen bösartige Tumore zu stählen. So mancher Versuch erschien als hoffnungsträchtiger Durchbruch, konnte aber bei den behandelten Patienten nicht durchgängig als anhaltender Erfolg gewertet werden. Bislang mussten auf diesem Gebiet schon etliche Fehlschläge hingenommen werden.

Allerdings läuft die Forschung auf diesem Gebiet immer noch auf Hochtouren und es bestehen berechtigte Hoffnungen auf einen therapeutischen Durchbruch – auch bei Krebserkrankungen.

Erfolge hingegen zeichnen sich schon heute in den Bereichen Rheuma und Arthritis ab. Die Therapie mit Interleukinen erweist sich als durchaus Erfolg versprechend. Bei rheumatischen Krankheitsbildern handelt es sich um höchst schmerzhafte Entzündungen, die sich gleichzeitig an mehreren Gelenken bemerkbar machen können.

Rheuma ist keine einheitliche Erkrankung, sondern wird lediglich als Sammelbegriff für schmerzhafte Erkrankungen des Bewegungsapparates gebraucht. Dies können chronische Leiden an Muskeln, Gelenken, Sehnen und Schleimbeuteln sein, die zu sehr schmerzhaften Störungen und Belastungen des Bewegungsapparates führen können. Über die exakten Gründe für das Entstehen einer rheumatischen Erkrankung wird noch viel geforscht, allerdings weiß man, dass Entzündungen dabei eine entscheidende Rolle spielen, als Folge eines geschwächten Immunsystems. Der Begriff Rheuma kommt aus dem Griechischen und bedeutet soviel wie »Strömen« oder »Fließen«. Er beschreibt sehr prägnant die für Rheuma typische Art der Beschwerden, die oft als ziehende oder reißende Schmerzen beschrieben und nicht genau lokalisiert werden können, da sie auf den gesamten Körper abstrahlen und ausströmen. Mit den Interleukinen soll das Immunsystem wieder auf Trab gebracht werden.

Auch die Interferone gehören zu den so genannten Botenstoffen des Immunsystems. Als es gelang, diese Stoffe gentechnologisch in uneingeschränkter Menge herzustellen, glaubte man endlich eine Geheimwaffe gegen Krebs gefunden zu haben.

Die Interferone wurden in vielen Schlagzeilen schon als Wundermittel im Kampf gegen die furchterregendste Zivilisationskrankheit unserer Zeit gefeiert, allerdings verfrüht, wie sich herausstellte. Bislang ist es nicht möglich, alle Krebsformen erfolgreich mit Interferonen zu therapieren.

Dennoch handelt es sich dabei um sehr wirksame Therapeutika, die bei ganz bestimmten Krebstherapien durchaus Erfolg versprechend eingesetzt werden können.

## Hepatitis

Bei ganz bestimmten Erkrankungen konnte die Wirksamkeit einer Therapie mit Interferon bereits nachgewiesen werden. Mit Interferon alpha kann jetzt auch die chronische Hepatitis B erstmals erfolgreich behandelt werden.

Hepatitis ist eine der weltweit am häufigsten vorkommenden Infektionskrankheiten. Man unterscheidet je nach den auslösenden Viren sechs verschiedene Formen. Im Krankheitsbild weichen die einzelnen Spielarten allerdings nur unwesentlich voneinander ab. Am wohl bekanntesten, weil am meisten verbreitet, sind Hepatitis A, B und C.

Hepatitis B ist auf der ganzen Welt zu finden und im europäischen Raum die am häufigsten vorkommende Variante. Allein für Deutschland vermutet man, dass jeder 200. von dieser Leberentzündung betroffen ist. Die Erreger, die so genannten HB-Viren, werden durch Blut- und Körpersekrete übertragen, also auch über Speichel, Sperma, unsaubere Spritzen, nicht sterilisierte medizinische Instrumente oder durch Blutkonserven, die bei schweren Operationen oder nach Unfällen benötigt werden.

Hepatitis B tritt vor allem bei Personen auf, zu deren beruflichem Alltag der ständige Umgang mit Blut gehört, also bei Ärzten und Pflegepersonal. Aber auch Drogenabhängige und Menschen, die häufig ihre Sexualpartner wechseln, gehören zu den Risikogruppen. Meist läuft diese Form der Hepatitis anfänglich ohne besondere Auffälligkeiten ab, sodass sie oft nicht rechtzeitig erkannt und somit therapiert wird. Das erklärt auch, warum sie bei 5 bis 10 Prozent der Erwachsenen und bei fast 80 Prozent der betroffenen Kinder chronisch wird.

Diese chronische Verlaufsform ist überaus gefährlich. Weltweit fordert sie pro Jahr rund 1,5 bis 2 Millionen Todesopfer, die an den Folgen der Leberzerstörung – in diesem Falle an Leberzirrhose – sterben.

Wird bei einer schwer verlaufenden chronischen Hepatitis B rechtzeitig mit Interferon alpha therapiert, dann kann die Vermehrung der HB-Viren gestoppt werden. Gleichzeitig wird das Immunsystem aktiviert und stabilisiert und damit der Bildung einer Zirrhose entgegengewirkt.

## Multiple Sklerose (MS)

Interferon beta 1b hat sich als überaus wirksam bei der Behandlung der multiplen Sklerose erwiesen. Zwar kann auch mit Interferon diese heimtückische Krankheit noch nicht geheilt werden, dafür gibt es noch kein Mittel, aber es beeinflusst den Krankheitsverlauf positiv und erhöht so die Lebensqualität der Patienten.

Bei der multiplen Sklerose – kurz MS –, einer Autoimmunerkrankung, entwickeln sich um zahlreiche Nerven Verhärtungen im zentralen Nervensystem. Das Immunsystem, das eigentlich feindliche Eindringlinge abwehren sollte, richtet sich gegen den eigenen Körper. Es zerstört die Umhüllungen der Nervenfasern von Gehirn und Rückenmark.

An den Stellen, an denen sich die Markscheiden, welche die Nerven umhüllen, aufgelöst haben, bilden sich Verhärtungen.

Diese so genannten Entmarkungsherde bilden sich dann in Schüben im Gehirn und im Rückenmark. Die MS ist ein relativ häufig auftretendes neurologisches Leiden – bei immer noch steigender Tendenz –, von dem insbesondere junge Menschen zwischen dem 20. und 40. Lebensjahr betroffen sind.

Die Symptome sind sehr unterschiedlich und hängen davon ab, wie groß das Ausmaß der Schädigung im zentralen Nervensystem ist, sowie davon, welche Nervenbahnen betroffen sind. Mögliche Folgen können Empfindungs- und

Gehstörungen sein, spastische Lähmungen, der Verlust von Reflexen, Erblindung, Hörverlust sowie Blasen- und Darmstörungen, die sich häufig in einem unkontrollierten Abgang von Urin äußern. Häufig wird durch die MS die Konzentrations- und Merkfähigkeit erheblich in Mitleidenschaft gezogen, was in der Folge starke Auswirkungen auf die Persönlichkeitsstruktur der Betroffenen hervorruft. Hinzu kommt, dass die Patienten ihren körperlichen Verfall, der sich über Jahre und Jahrzehnte hinziehen kann, in jeder einzelnen Phase schmerzhaft miterleben. Das erklärt sicher auch, warum die Patienten mit den Jahren unter immer größeren psychischen Problemen leiden und diese auch sehr viel schwerer bewerten als die rein körperlichen Beschwerden.

Libidoverlust und Impotenz sind keine seltenen Begleiterscheinungen und sorgen zusätzlich für Probleme in der Partnerschaft.

Die durch die Entmarkungen auftretenden Krankheitsbilder entwickeln sich nach einem Schub sehr schnell, stagnieren eine Zeit lang, um dann wieder abzuklingen. Danach kommt eine so genannte Remissionsphase, also eine Zeit, in der sich keine auffälligen Symptome bilden. Diese schubfreie Phase kann mehrere Jahre andauern, um dann doch wieder von einem erneuten Krankheitsschub abgelöst zu werden. Auf lange Sicht verändert sich die Allgemeinsituation des Patienten nach jedem Schub zum Schlimmeren. Es ist eine enorme Belastung, mit dem Bewusstsein zu leben, gewissermaßen eine Zeitbombe im eigenen Körper zu haben, von der man nie genau weiß, wann sie wieder explodieren wird und welchen irreversiblen Schaden sie dann anrichtet.

Wenn es derzeit auch noch keine Möglichkeit zur Heilung

gibt, so gelingt es durch Interferon beta 1b zumindest erfolgreich, erneute Schübe zu unterdrücken und zu verhindern. Die Fehlsteuerungen des Immunsystems können damit teilweise behoben und die Stabilisierung der körpereigenen Abwehr kann positiv beeinflusst werden.

## Enzyme

Die Bedeutung der Enzyme für alle biochemischen Vorgänge im Organismus wird derzeit intensiv erforscht. Enzyme gelten nicht umsonst als die Bausteine des Lebens. Bislang sind an die 2 500 Enzyme mit unterschiedlichsten Aufgaben bekannt. Unter anderem sind sie für die Bildung und Verdoppelung der DNA und der Doppelhelix zuständig. Enzyme sind ebenfalls Proteine und man hat in den vergangenen Jahren gelernt, sie gentechnisch nachzubauen. Der Nachbau eines bestimmten Enzyms, der DNase I, hat weltweites Aufsehen erregt und viele Hoffnungen beflügelt. DNase I ist inzwischen zur Behandlung der Mukoviszidose zugelassen.

## Mukoviszidose

Die Mukoviszidose gehört zu den häufigsten erblich bedingten Stoffwechselkrankheiten der weißen Weltbevölkerung, etwa jedes 2000. neugeborene Kind ist davon betroffen. In fast keiner Arztserie fehlt die erschütternde Szene, in der fassungslose Eltern vor dem Bettchen ihres Babys stehen, das in einem nicht enden wollenden Hustenanfall verzweifelt nach

Luft ringt und schließlich schweißüberströmt im Sauerstoffzelt des Rettungswagens ein Wettrennen gegen den Tod erlebt. Die Diagnose: Mukoviszidose. Was uns heute vielleicht als sensationsheischendes Stilmittel quotenorientierter Regisseure und auf Melodram fixierter Drehbuchautoren erscheint, war über viele Jahre medizinischer Alltag, denn keines der erkrankten Kinder erreichte bis vor wenigen Jahren das Erwachsenenalter. Die meisten starben an schweren Infektionen der geschädigten Lunge. Inzwischen gibt es zwar bessere Behandlungsmethoden, doch das zu erwartende Lebensalter ist auch heute nicht höher als 25.

Bei dieser Krankheit entsteht in verschiedenen Organen ein besonders zäher Schleim anstelle eines eher dünnschleimigen Sekrets, das bei gesunden Menschen gebildet wird. Am häufigsten und auch am schlimmsten betroffen sind die Lunge, die Bauchspeicheldrüse und Leber sowie der Darm. Durch die Sekretstauung sind diese Organe besonders anfällig für Infektionen.

Betroffene Eltern hoffen nicht unbegründet auf die Fortschritte einer neuen Technologie und setzen auf die Entwicklungen der Gentherapie.

Da es bislang noch keine Heilung gibt, versucht man zumindest, die gefährlichen Symptome nachhaltig zu bekämpfen. Dazu gehört in erster Linie, die bedrohlichen Veränderungen und Belastungen der Lunge einzuschränken. Man benutzt dazu schleimlösende Medikamente in Verbindung mit physiotherapeutischen Verfahren.

Das Enzym DNase I hat sich als sehr hilfreich dabei erwiesen, den zähflüssigen Schleim zu verdünnen und dadurch die schweren Symptome – insbesondere in der Lunge – zu lindern.

## Schilddrüsenkrebs

Auch zur Verbesserung der Nachsorge von Schilddrüsenkrebs gibt es neue Hoffnungen. In Europa werden jährlich rund 12 000 Neuerkrankungen diagnostiziert. Man schätzt, dass an die 40 000 Menschen an einem Schilddrüsenkarzinom leiden. Diese Krebsform kann jeden treffen, besonders gefährdet sind allerdings Personen, die in jungen Jahren öfter an Kopf und Hals bestrahlt wurden.

Zwischen den 20er und 60er Jahren wurden bestimmte Erkrankungen im Kopfbereich, wie Akne und andere Hauterkrankungen, Mandelentzündungen, Wucherungen im Nasen- und Rachenraum und zahlreiche andere Beschwerden gerne mit einer Strahlentherapie behandelt. Damals wusste man noch nichts von den Langzeitfolgen. Heute ist es in der Medizin unumstritten, dass derartige Therapien das Risiko von Schilddrüsenkrebs signifikant erhöhen. Jede erhöhte Strahlung, ob durch Atomtests oder Reaktorkatastrophen, steigert dieses Risiko. Der breit gefächerte medizinische Einsatz von Bestrahlungen in den früheren Jahren liegt als Altlast in den Organismen der damit Behandelten. Frauen sind von dieser Krebsart wesentlich häufiger betroffen als Männer.

Im Prinzip lässt sich dieser Krebs relativ gut operativ entfernen, es besteht allerdings für die Patienten ein beträchtliches Rezidivrisiko, das heißt, die Krankheit kann jederzeit zurückkommen. Die Patienten müssen sich daher regelmäßigen Kontrolluntersuchungen unterziehen. Zudem brauchen Patienten, deren Schilddrüse entfernt wurde, eine so genannte Schilddrüsenhormon-Supressionstherapie mit TSH

(Thyreoidea stimulierendes Hormon) – einem körpereigenen Hormon, das in der Hirnanhangdrüse gebildet wird und die Tätigkeit der Schilddrüse steuert.

Um mögliche Wiedererkrankungen frühzeitig zu erkennen, wird bei den notwendigen Kontrolluntersuchungen ein Ganzkörper-Szintigramm erstellt. Dafür muss der Patient allerdings die Substitutionstherapie unterbrechen. Dies kann jedoch sehr unangenehme Folgen haben. Es können möglicherweise alle unangenehmen Symptome einer Schilddrüsenunterfunktion auftreten. Diese können sich auf folgende Weise darstellen:

- Gewichtszunahme
- Verstopfung
- Antriebsschwäche
- Konzentrations- und Gedächtnisstörungen
- erhöhte Kälteempfindlichkeit
- Transspirationsprobleme
- langsame und stockende Sprache
- Schwerhörigkeit
- Bewegungseinschränkungen
- unansehnliche Schwellungen im Gesicht
- unangenehme Hautveränderungen
- brüchige Haare und Nägel
- Zyklusstörungen
- Störungen der Libido

Oft ist es den Patienten peinlich, mit ihren Ärzten über die Beschwerden zu sprechen und sie ziehen es vor, lieber auf diese an sich notwendige Untersuchung zu verzichten.

Ab März 2000 brauchen Patienten mit einem operierten

Schilddrüsenkarzinom keine Angst mehr vor derartigen Einschränkungen zu haben. Ab diesem Zeitpunkt wird nämlich auch in Europa ein gentechnologisch hergestelltes, rekombinantes Medikament zugelassen sein. Es wurde dem körpereigenen Schilddrüsenhormon TSH nachgebaut und kann auch während der Untersuchungen und Tests eingenommen werden, sodass künftig die unangenehmen Nebenwirkungen und Belastungen ausbleiben.

Sofort stellt sich auch in diesem Zusammenhang die Frage, ob es sich der behandelnde Arzt künftig leisten kann, seinem Patienten das Leben auf diese Weise zu erleichtern. Im Zweifelsfall schneidet auch hier wieder die Kostenschere und verhindert die positiven Wirkungen.

# IV Verzweifelte Suche nach wirksamen Lösungen

## Krebs, Aids und, und ...

Es gibt kaum Erkrankungen, die derartige Ängste auslösen wie Krebs oder Aids. Sie sind nicht nur für die Betroffenen eine absolute Bedrohung, sondern auch für das gesellschaftliche Umfeld. Obgleich über diese Krankheiten seit langem aufgeklärt wird – von den Medien wie von Gesundheitspolitikern –, haben sie nichts von ihrem Schrecken verloren. Ein Gefühl der Hilflosigkeit beherrscht den Umgang mit diesen Erkrankungen, die nicht ohne Grund als Geißeln der Menschheit bezeichnet werden.

Während Aids-Kranke von Unbelehrbaren gerne als Lustseuchen-Opfer verunglimpft werden, müssen sich Krebspatienten nicht selten mit dem offenen oder versteckten Vorwurf auseinander setzen, dass sie selbst Mitschuld an ihrem Leiden trügen. Wer Krebs unter sechzig bekommt, hat nach gängigen Vorurteilen irgend etwas im Leben falsch gemacht.

Besonders unerträglich gebärden sich Anhänger einer falsch verstandenen »Psycho-Onkologie«, deren Ratschläge meist gegen die Therapieformen der Schulmedizin gerichtet sind. Statt dessen empfehlen die Verfechter dieser Richtung je nach aktueller Mode esoterische Praktiken, Wunderheiler, Psychotherapie, Meditation oder homöopathische Kuren. Positives Denken gilt ihnen als Penicillin für die Seele. Wer sich davon beeinflussen lässt, der riskiert die Chance auf Heilung im Frühstadium seiner Erkrankung.

»Zukunftsprojekt Krebstherapie« könnte dieser Abschnitt zu Recht überschrieben werden. Dabei gibt es fast keinen Bereich, der von der wissenschaftlichen Forschung vernachlässigt wird. Neue Medikamente, andere und wirksamere Operationsformen und ungeahnte diagnostische Möglichkeiten liefern Zeugnis einer medizinischen Entwicklung, die es in dieser Geschwindigkeit noch nie gab und die sich täglich selbst einzuholen scheint.

Eine große, auflagenstarke deutsche Tageszeitung stellte jüngst die etwas ketzerisch anmutende Frage, ob Stahl, Strahl und Chemie demnächst ausgedient hätten. Denn über lange Zeit waren Operation, Bestrahlung oder Chemotherapie die einzigen Möglichkeiten, den bedrohlichen Wucherungen im Körper überhaupt einigermaßen beizukommen.

Die Medizin setzt auf neue, wirksame und ergänzende Methoden zu klassischen, das heißt bislang praktizierten Diagnose- und Therapieformen. Auch hier heißen die viel versprechenden Zauberworte Gentechnik, Gentherapie und Immuntherapie. Die Hoffnung wächst, dass ein entscheidender Durchbruch in den nächsten Jahren gelingt.

Zwar muten manche Visionen an wie die Ausgeburt eines übersteigerten, realitätsfremden Forschergehirns, aber eine genaue Überprüfung der verschiedenen Ansätze fördert die Zuversicht, dass bemerkenswerte Ergebnisse bevorstehen. Die Zeichen weisen auf mehr als zweckoptimistische Zukunftsmusik, deren Klänge für Laien kaum wahrnehmbar aus der Isolation abgeriegelter Forschungslabors dringen.

Mit der Hilfe der Gentechnologie – davon ist die Forschungselite inzwischen überzeugt – wird es gelingen, zu den Wurzeln der unterschiedlichsten Erkrankungen vorzudringen. Und das hat auch bei dieser Krankheit allererste Priorität. Denn die Bilanz der letzten fünfzig Jahre Krebsforschung wirkt eher entmutigend: Gerade ein Drittel aller Erkrankungen wird bislang überhaupt für heilbar gehalten.

## Krebs

Wenn man von Krebs spricht, so umfasst diese umgangssprachliche Bezeichnung rund 100 sehr unterschiedliche bösartige Geschwülste. Über den spezifischen Charakter der Wucherung ist damit noch nichts ausgesagt.

Gemeint ist im Allgemeinen das Karzinom, also die bösartige Krebsart, die von mutierten Zelldeckschichten ausgeht.

Die Krebserkrankung ist nach den Herz-Kreislauf-Erkrankungen die zweithäufigste Todesursache in den modernen Industrienationen. Man weiß bis heute noch nicht, warum der Krebs bei manchen Menschen ausbricht und bei anderen nicht, sogar wenn identische genetische Dispositionen vorliegen.

Die Ursachen sind multifaktoriell.

Nach der Statistik erkrankt heute weltweit jeder Vierte an Krebs, für jeden Siebenten endet die Krankheit tödlich.

Normalerweise produziert jeder menschliche Organismus pro Tag an die 130 000 Krebszellen. Für ein gesundes Immunsystem bedeutet dies zwar eine tägliche Herausforderung, aber keine ernsthafte Bedrohung. Die veränderten Zellen werden buchstäblich gefressen und die normale Ordnung ist wieder hergestellt. Problematisch wird es erst, wenn zu schädlichen anderen Faktoren noch ein geschwächtes Immunsystem kommt.

Inzwischen stehen viele Stoffe, Ereignisse und Substanzen als Krebs erregend im Verdacht: Umweltverschmutzung, Umweltgifte in Kleidung, Wohnung und Nahrungsmitteln, ungefilterte UV-Strahlung durch Löcher in der Ozonschicht, ungesunde Lebensgewohnheiten wie zu viel Nikotin, zu viel Alkohol, zu wenig Schlaf und eine unausgewogene Ernährung. Auch permanenter Stress und chronische psychische Belastungen können Krebs auslösen. Ebenso wie plötzliche Umstellungen der Erbanlagen, wenn ein Organismus nicht mehr in der Lage ist, die ständigen Belastungen zu verkraften.

Wenn nun ein geschwächtes Immunsystem der veränderten Zellen, deren Lebensdauer und Teilungsverhalten von der Normalität abweichen, nicht mehr Herr wird, dann können solche Zellen sich plötzlich ausbreiten und es kommt zur Entstehung eines Krebsgeschwürs.

Da sich die Umwelt- und Lebensbedingungen in den vergangenen Jahrzehnten in den modernen Industrienationen drastisch verändert haben und vor allem psychische und nervliche Belastungen rapide ansteigen, verwundert es eigentlich nicht weiter, dass die Zahl der Krebserkrankungen zunimmt. Oft wird bei Gesundheitsbilanzen übersehen, dass sich die durchschnittliche Lebenserwartung in den letzten hundert Jahren mehr als verdoppelt hat – übrigens auch eine

Errungenschaft moderner Medizin –, wodurch altersbedingte Krebsformen schon aus demographischen Gründen häufiger geworden sind.

Obgleich es die unterschiedlichsten Ausprägungen dieser Erkrankung gibt, gerade hinsichtlich der Geschwindigkeit, mit der sich mutierte Zellen vermehren und verbreiten, so hat der Krebs doch eine besonders heimtückische Eigenschaft. Er wächst meist wild, schnell und unkontrollierbar und zerstört alles, was sich ihm in den Weg stellt. Jedes Gewebe und jedes Organ kann befallen werden. Zudem ist es oft schwierig seine Verbreitung aufzuhalten, da sich sehr häufig Krebszellen von ihrem eigentlichen Herd lösen und via Blut- oder Lymphbahnen woanders angeschwemmt werden und dort Metastasen bilden. Bei manchen Formen schreiten die Zellwucherungen nur sehr langsam voran, bei anderen erliegen die Betroffenen bereits wenige Wochen nach der Diagnose ihrem Leiden.

Angesichts solch magerer Erfolgsquoten klammern sich die Betroffenen und ihre Angehörigen an jeden Strohhalm, der Rettung verheißt. Doch die vorschnellen Meldungen über die Chancen der neuen Technologien sparen in aller Regel einen Faktor aus: die langen Zeiträume, die neue Mittel und Verfahren zu ihrer Erprobung benötigen. Denn der Weg vom Labor, in dem fast immer mit Tierversuchen gearbeitet werden muss, über die klinischen Tests bis zur behördlichen Freigabe dauert oft viele Jahre.

Die Frage, inwieweit die Reaktion eines tierischen Organismus im Labor, vorzugsweise Spezialzüchtungen von Ratten und Mäusen, auf den menschlichen Organismus zu übertragen sind, ist bis heute noch nicht zufrieden stellend beantwortet.

Die gentechnologische Forschung verwendet daher inzwischen schon »maßgeschneiderte« Spezialzüchtungen, um wenigstens einige dieser Probleme zu vermeiden.

Von entscheidender Bedeutung sind hier so genannte transgene Tiere, deren Einsatz erheblich dazu beiträgt, das Verständnis der unterschiedlichen Funktionen der Gene zu erweitern und ihrer Entschlüsselung näher zu kommen. Diese speziell präparierten Versuchstiere, meist Mäuse oder Ratten, denen man mittels der bereits beschriebenen gentechnologischen Methoden bestimmte Erbanlagen aus anderen Organismen implantiert hat, sind für die Forschung längst unverzichtbar. Bestimmte Gene, von denen man annimmt, dass sie für die Entstehung bestimmter Erkrankungen verantwortlich sind, können in das Erbgut der Tiere verpflanzt werden. Nur so ist es möglich, Auswirkungen und Symptome einer Erkrankung zu untersuchen und zu erforschen. Zahllose Versuchsreihen mit transgenen Tieren sind notwendig, um die Regulation von Genen, die molekularen Ursachen von bestimmten Erkrankungen und die Wirkung neuer Arzneimittel und Wirkstoffe zu studieren.

Eine Spezialzüchtung sind hier die »Knock-out-Mäuse«. Bei ihnen wird bereits im embryonalen Stadium mit großem Aufwand ein ganz bestimmtes Gen ausgeschaltet, alles andere bleibt intakt. Mit Hilfe dieses »Ausschlussverfahrens« wird beobachtbar, welche Aufgaben dieses Gen eigentlich im Organismus gehabt hätte.

## Aids

Auch die Entwicklung einer zufrieden stellenden Aids-Therapie bedeutet für Mediziner und Forscher eine tägliche Herausforderung. Obgleich es auch in diesem Fall noch keine endgültige Heilung gibt, konnte mit Hilfe der Gentechnologie die Behandlung der Betroffenen erheblich verbessert werden.

Bei Aids (acquired immune deficiency syndrome) handelt es sich um eine erworbene Immunschwäche, so die fast wörtliche Übersetzung, eine Virusinfektion, die zum völligen Zusammenbruch des Immunsystems führen kann.

Die Erreger, die so genannten HI-Viren, sind bei uns erst relativ kurz bekannt und wurden in der Literatur erstmals 1981 beschrieben, als die ersten Fälle dieser heimtückischen, bis dahin unbekannten Erkrankung in Amerika und wenig später in Europa auftauchten. Ihren Ursprung vermutet man bis heute in Afrika, als Überträger galt lange eine besondere Affenart.

Die Viren leben und verbreiten sich in Körperflüssigkeiten wie Blut, Speichel, Muttermilch, Sperma oder im Scheidensekret.

Die Viren gelangen direkt aus den Körperflüssigkeiten in einen anderen Organismus, aber nur dann, wenn Defekte in der Haut oder Schleimhaut vorliegen. Eine Übertragung durch bloße Berührung, durch Anhauchen oder Anhusten kann ausgeschlossen werden.

Die HI-Viren dringen in die verschiedenen Körperzellen ein und vermehren sich dort. Insbesondere befallen sie die dringend zur Immunabwehr benötigten T-Lymphozyten, wodurch sie dem Immunsystem nachhaltigen Schaden zufügen. In schweren Fällen bewirken sie sogar einen vollständigen Zusammenbruch der körpereigenen Abwehr.

Bei den Betroffenen bricht der Schutz vor feindlichen Krankheitserregern völlig zusammen. Der Organismus ist den Eindringlingen wehrlos ausgeliefert und kann eine Erkrankung nicht mehr bewältigen. Es reichen dann ganz harmlose Infektionen, die bei Aids-Patienten jedoch lebensbedrohliche Ausmaße annehmen können. Meist sterben die Erkrankten nach drei bis fünf Jahren an den Folgen einer Infektion, da das Immunsystem im Laufe der Zeit fast vollständig zerstört wird.

### *Therapieansätze bei Krebs und Aids*

Durch die Gentechnologie gibt es inzwischen Medikamente, deren Wirkstoffe die Vermehrung bestimmter krankheitserregender Viren eindämmen. Zum anderen versucht man, das geschwächte Immunsystem wieder aufzubauen und zu stabilisieren. Außerdem werden die jeweiligen Einzelinfektionen behandelt und bekämpft.

### *Antisense-Moleküle*

Eine weitere Klasse von Medikamenten ist ohne Molekularbiologie nicht denkbar: die so genannten Antisense-Moleküle. Deren Einsatz ermöglicht es, die genetische Information in den Zellen zielgerichtet zu unterbrechen. Diese laborproduzierten Moleküle, die man auch als Gegensinn-Moleküle bezeichnet, dienen dazu, eine bestimmte Information unlesbar zu machen. Die mit ihnen versehenen Zellen stellen die Fabrikation gewisser Proteine ein, die als Krankheitsverursacher bereits bekannt sind.

Die Antisense-Moleküle gelten als einer der größten Hoffnungsträger in der Behandlung von Krebs oder Aids. Noch ist aber die Erprobung ihres Heilpotenzials in vielen Bereichen nicht über das klinische Stadium hinaus.

Bislang ist erst ein Medikament dieser Art seit dem Sommer 1999 international, also auch in Europa, zugelassen. Mit diesem Medikament ist es möglich, eine bestimmte durch Viren verursachte Netzhautentzündung zu behandeln. Sie tritt häufig bei Aids-Patienten auf und kann zur Erblindung führen. Das Arzneimittel verhindert, dass sich die Krankheitserreger weiter verbreiten. Erst mit seiner Entwicklung können diese Viren erfolgreich bekämpft werden.

### *Immuntherapie*

Auch in der Krebstherapie lassen viel versprechende Neuentwicklungen aufhorchen. So ist es inzwischen gelungen, bestimmte Viren in Tumorzellen zu schleusen. Ihnen obliegt dann die Aufgabe, gewissermaßen als Überwachungsorgan zu fungieren. Sie erkennen die befallenen Zellen, zerstören sie und verhindern dadurch eine Ausbreitung. Die so genannten Reoviren scheinen für diese Funktion prädestiniert zu sein. An der kanadischen Universität Calgary entdeckten Forschungsteams, dass Reoviren nur Krebszellen befallen, jedenfalls bei Mäusen.

Zudem beobachteten die Wissenschaftler, dass es weitaus mehr schädliche Konsequenzen hat als bislang angenommen, wenn eine gesunde Zelle zu einer Krebszelle mutiert. Dann scheint nämlich auch die Virusabwehr in Mitleidenschaft gezogen zu werden. In Kanada wurden unterschiedliche Typen von Krebszellen getestet. Dabei waren die Reoviren in 20 von 25 Fällen erfolgreich in der Krebsbekämpfung.

Diese und zahlreiche andere Erkenntnisse, die man in der jüngsten Zeit gewonnen hat, haben dazu geführt, dass bestimmte Strategien in der Behandlung von Krebs entwickelt wurden und auch derzeit an einigen großen Kliniken angewendet werden.

Es können nicht alle dieser Strategien hier aufgeführt werden; zu den neuen Therapieansätzen, die in letzter Zeit das größte Aufsehen erregten, zählt in diesem Zusammenhang sicher die Immuntherapie. Darunter versteht man den Versuch, das Immunsystem so weit zu stärken, dass es den Kampf gegen den Krebs effektiver aufnehmen kann. Dazu gibt es zwei Möglichkeiten: entweder schleust man Gene in Krebszellen ein, die bestimmte Signale oder Botenstoffe im Immunsystem freisetzen. Sie dienen gewissermaßen als Signalflaggen oder Marker, um den Aufenthaltsort des »Feindes« sichtbar zu machen.

Die zweite Möglichkeit besteht darin, die Struktur der Oberfläche von Krebszellen zu verändern, um sie dann dem Patienten zu spritzen – ein Vorgehen also wie bei einer klassischen Impfung. Auch hier bekommt das Immunsystem wertvolle Schützenhilfe im Aufspüren feindlicher Zellen. Außerdem setzt man in diese Strategien die Hoffnung, dass derart geschulte Immunsysteme auch solche Krebszellen aufspüren können, die vorher noch nicht entsprechend markiert wurden.

In beiden Fällen spricht man von Immunmodulation.

Die Immuntherapie geht einen Schritt weiter. Auch hier werden Signale für die Immunabwehr gesetzt. Man baut typische Oberflächenstrukturen von Krebszellen nach und entwickelt die dazu passenden Antikörper. Letztere beißen sich buchstäblich an diesen Strukturen fest und helfen auf diese Weise dem Immunsystem, kranke Zellen zu erkennen und rechtzeitig zu bekämpfen.

Ein weiteres Forschungsfeld ist die Erkundung der Möglichkeiten, Krebszellen einfach »abzuschalten« oder in ihrer Aktivität zu drosseln. Allerdings sind diese Versuche noch in der reinen Experimentierphase und haben bisher allenfalls im Tierversuch zu gewissen Erfolgen geführt. Sie bilden jedoch einen wesentlichen Bestandteil der Grundlagenforschung und dienen somit der Weiterentwicklung.

Innerhalb dieses Forschungsschwerpunktes scheint es mit Hilfe gentechnischer Verfahren auch gelungen zu sein, einige Faktoren zu identifizieren, die möglicherweise für das Entstehen von Krebs verantwortlich sind. So entdeckte man im Rahmen aufwendiger Untersuchungen zum Beispiel die »Proto-Onkogene« – darunter sind Wachstumsgene zu verstehen – und die Tumorsupressions-Gene, welche das Wachstum von Zellen bremsen.

Man vermutet, dass eine Veränderung dieser Gene die Entstehung von Krebs begünstigt, weil die Zelle durch die Mutation aus ihrem sensiblen Gleichgewicht gebracht wurde.

Auch für diesen Bereich muss einschränkend konstatiert werden, dass die Experten zwar durchaus hoffnungsfroh in die Zukunft sehen, sich aber bislang noch keine einheitliche Meinung darüber gebildet hat, wie groß der Nutzen der neuen Behandlungsformen tatsächlich schon ist und wann man guten Gewissens von einem endgültigen Durchbruch sprechen kann.

Dennoch hat die aktuelle Forschung nur ein Ziel: Sie

versucht veränderte Gene zu identifizieren, da sie der wichtigste Auslöser für Erkrankungen sein können. Wenn dieser Sachverhalt befriedigend geklärt ist, kann die Therapie diese Proteine als Angriffspunkte für den Einsatz gewissermaßen maßgeschneiderter Substanzen nutzen.

Die Liste der Erkrankungen, für die es bislang noch keine Heilung gibt, ist derzeit noch lang.

Krebs und Aids repräsentieren nur die wichtigsten unter zahlreichen Schlachtfeldern, auf denen die Medizin des 20. Jahrhunderts nur begrenzte Siege errang. Auch in Hinsicht auf psychische Erkrankungen wie Depressionen oder Schizophrenie, degenerative Erkrankungen des Nervensystems wie Alzheimer oder Morbus Parkinson und rheumatische Erkrankungen steht der entscheidende Durchbruch noch aus, auch wenn sich wachsende Zuversicht breit macht, endgültige Heilmittel zu finden.

### *Impfstoffe*

Ein weites Gebiet, aus dem optimistische Meldungen dringen, sind die neuen gentechnisch hergestellten Impfstoffe. Selbstverständlich kann unsere Darstellung auch für diesen Bereich keinen Anspruch auf Vollständigkeit erheben.

Bis vor nicht allzu langer Zeit bestanden Impfstoffe noch aus abgetöteten oder aus zwar lebenden, aber stark abgeschwächten Krankheitserregern. Dazu züchtete man die normalen Krankheitserreger in Gewebekulturen, zum Beispiel in Hühnerembryozellen. Diese Kulturen gab man in Brutschränke, wo sie sich fleißig vermehrten – und zwar so, dass durch eine natürliche Veränderung, eine Mutation, eine schwächere Form der ursprünglichen Viren entsteht. Mit

Hilfe ganz spezifischer Verfahren wurden im Anschluss die eigentlichen Viren unterdrückt und die schwache Form wurde gefördert. Diese diente dann als Basis für die Herstellung von Impfseren. Ein Jahrhundert lang galt dieses Verfahren als eines der effektivsten medizinischen Hilfsmittel. Die Erreger können sich im Organismus vermehren – schon eine kleinere Dosis genügt, um dem Immunsystem ausreichend Antigene zu liefern. Allerdings barg diese Methode stets unerwünschte Risiken. War ein Erreger zu wenig abgeschwächt, bestand die Gefahr, dass nicht der gewünschte Impfschutz erzielt, sondern vielmehr eine Erkrankung ausgelöst wurde. Ein zusätzliches Risiko lag darin, dass die abgeschwächte Form des Krankheitserregers im Körper des Geimpften wieder in die ursprüngliche, das heißt in die aggressive Form zurückmutierte und damit genau die Erkrankung herbeiführte, deren Ausbrechen durch die Impfung hätte verhindert werden sollen.

Im Lauf des letzten Jahrzehnts ist es nun gelungen, mit Hilfe der Gentechnologie eine vollkommen neue Generation von Impfstoffen zu entwickeln, die ohne solche Nebenwirkungen agieren.

Die ersten Impfstoffe, die den Laboren der Gentechnologen entstammen und die inzwischen zugelassen sind, wurden im Bereich der Veterinärmedizin entwickelt. Namentlich sind dies Impfstoffe gegen Tollwut, Krätze und Maul- und Klauenseuche.

Schon im Jahre 1985 kam ein gentechnologisch hergestellter Impfstoff gegen die bereits beschriebene Hepatitis B auf den Markt. Am Beispiel dieser weltweit am meisten verbreiteten Infektionskrankheit soll kurz beschrieben werden, wie ein solcher Impfstoff produziert wird und was ihn von herkömmlichen unterscheidet.

*Gentechnologische Impfseren am Beispiel Hepatitis B*

Man isoliert aus dem Hepatitis-B-Virus ein Gen, welches die Information für eines seiner Oberflächeneiweiße trägt.

Dieses Stück DNA wird von den Gentechnikern in ein anderes Bakterium eingeschleust, um dieses zur Fabrik »umzurüsten«. In unserem Fall handelt es sich um einen nicht sonderlich extravaganten Darmbewohner, das Bakterium Escherichia coli.

Die so veränderten Bakterien vermehren sich stark und produzieren aus dem ehemaligen Gen des Hepatitis-B-Virus das entsprechende Eiweiß, welches in der Folge als Impfstoff eingesetzt werden soll.

Wenn man die Produktionsstätten äußerlich zerstört, kann das Virusprotein in ausreichenden Mengen freigesetzt werden. Das Protein muss jedoch noch weiter bearbeitet und vor allem gereinigt werden, bevor es unter die Haut oder in die Muskulatur gespritzt werden kann.

Doch was geschieht im menschlichen Organismus? Durch die Lymphgefäße gelangt das Protein in den nächstgelegenen Lymphknoten. Dort wird es von den B-Zellen identifiziert. Die so genannten Helferzellen, also die T-Zellen, erkennen nur den Teil des Proteins, welcher ihnen von ganz bestimmten Lieferanten, den dendritischen Zellen, gezeigt wird. Beide, B- und T-Zellen, werden dann aktiviert und stimulieren sich in der Folge gegenseitig, wenn sie miteinander in Kontakt geraten.

Die so aktivierte B-Zelle verwandelt sich nun in eine Plasmazelle und verlässt den Lymphknoten, um ins Knochenmark zu wandern. Hier bildet sie nun die passenden Antikörper, welche im Falle einer Infektion mit einem Hepatitis-B-Virus diesen an sich binden können und ihn dadurch unschädlich machen. Dieses Wissen um die Zerstörung eines Feindes bleibt als Zellinformation vorhanden. Von da an erkennt die Zelle jederzeit den gefährlichen Angreifer und kann den Kampf – hier mit den Hepatitis-B-Viren – aufnehmen.

Dieses und vergleichbare Verfahren sind die Grundlagen zur Herstellung aller gentechnologischen Impfseren.

Bereits erfolgreich in der Praxis zum Einsatz kommt ein solcher Impfstoff bei Säuglingen und Kleinkindern, die in den ersten Lebenswochen und Monaten häufig an schweren Durchfällen erkranken. Diese können lebensbedrohliche Ausmaße annehmen, da mit der Durchfallerkrankung ein sehr starker Flüssigkeitsverlust einhergeht. Eltern und Ärzte mussten bisher fürchten, die Kinder würden dehydrieren, also regelrecht austrocknen. Derartige Durchfallerkrankungen werden durch Rotaviren ausgelöst. Inzwischen ist es gelungen, Rotaviren tierischer Abstammung, welche für Menschen nicht infektiös sind, gentechnisch so zu verändern, dass sie quasi als Fremd-Produktionsstätten ein Hüllenprotein aus menschlichen Rotaviren herstellen können. Dieses Hüllenprotein bietet den Kindern einen wirksamen Schutz.

Auch eine weitere Kinderkrankheit lässt sich mit einem neuen Impfstoff besser und ohne große Nebenwirkungen behandeln: der von vielen Eltern stark gefürchtete Keuchhusten.

## Impfung gegen Krebs?

Die modernen Erkenntnisse und Verfahren zur Herstellung neuer und sicherer Arzneimittel haben verständlicherweise den Ehrgeiz der Forscher und Wissenschafter auf den Plan gerufen. Warum sollte es nicht auch möglich sein, einen Impfstoff gegen so schwerwiegende Erkrankungen wie Aids oder Krebs zu entwickeln? So manches Mal schien dieser Schritt gelungen und die Medien erhoben erste Hoffnungsmeldungen zu Schlagzeilen von gelungenen Durchbrüchen. Doch meistens erwiesen sich die groß angekündigten Heilungsversprechungen als bloße Zeitungsenten.

Richtig ist, dass an einem Impfstoff gegen Krebs gearbeitet wird. Er wird bei ganz bestimmten Formen von Krebs, insbesondere bei Hautkrebs und demnächst bei Dickdarmkrebs, bereits eingesetzt. Bei beiden Krankheitsformen ist die Gefahr eines Rezidives, also eines Rückfalles, sehr hoch.

Dennoch sind die bisherigen Ergebnisse noch nicht zufrieden stellend. Eine Zeit lang glaubte man, scheinbar auf gute Gründe gestützt, das Immunsystem eines Krebspatienten ließe sich durch eine spezielle Impfung so stärken, dass es Tumorzellen beseitigt, bevor sie sich überhaupt im Körper ausbreiten können. Die Strategie endete mit einem vorläufigen Fehlschlag.

Krebszellen haben besondere Eigenschaften. Anders als Viren oder Bakterien, welche von außen eindringen, entstehen sie im Organismus selbst, aus ehemals gesunden Zellen. Sie sind demzufolge keine Fremdkörper im eigentlichen Sinne. Zudem haben sich Tumorzellen als überaus raffiniert erwiesen, ähnlich übrigens wie Grippeviren: Sie haben vielfältige Taktiken entwickelt, sich so geschickt zu tarnen, dass sie ohne Probleme der körpereigenen Abwehr entgehen.

Doch was bedeutete das für die Praxis? Die Forschungsziele mussten anders gesetzt werden. Und so konzentrierte man sich auf immer spezialisiertere Verfahren, wie beispielsweise das Erzeugen von Antikörpern. Wirbeltiere und Menschen produzieren diese Stoffe, um den Körper vor Krankheitserregern und anderen Feinden zu schützen. Durch eine Impfung wird das Immunsystem normalerweise dazu angehalten, ganz spezielle Antikörper gegen genau jenen Erreger zu bilden, gegen den geimpft wurde. Wie bereits beschrieben, verwendete man dazu Impfstoffe mit den abgeschwächten oder abgetöteten Krankheitserregern selbst.

Inzwischen ist die Strategie so weit verfeinert, dass bereits kleine Proteinanteile oder kleine Stücke der Virushülle ausreichen, um das Immunsystem in Kampfbereitschaft zu versetzen.

Was heißt das bei einer Krebserkrankung? Ganz bestimmte Zellen des Immunsystems, die so genannten T-Zellen oder auch »Helferzellen«, werden extern mit kleinen Stücken der Krebszellen des Patienten beladen. Dadurch wird die Oberflächenstruktur der Krebszellen, meist die Proteine, in winzigen Einzelheiten verändert. Sie erhalten so andere Merkmale, die gesunde Zellen normalerweise nicht haben. Es gibt aber auch Ansätze, wo sich die Forscher auf kleinste Zellmerkmale konzentrieren, die auch bei gesunden Zellen vorkommen. Von Krebszellen werden sie jedoch in schädlichem Übermaß produziert, weil bei ihnen der gesamte Zellorganismus aus den Fugen geraten ist.

Ist man im Labor erst einmal an dem Punkt angelangt, wo

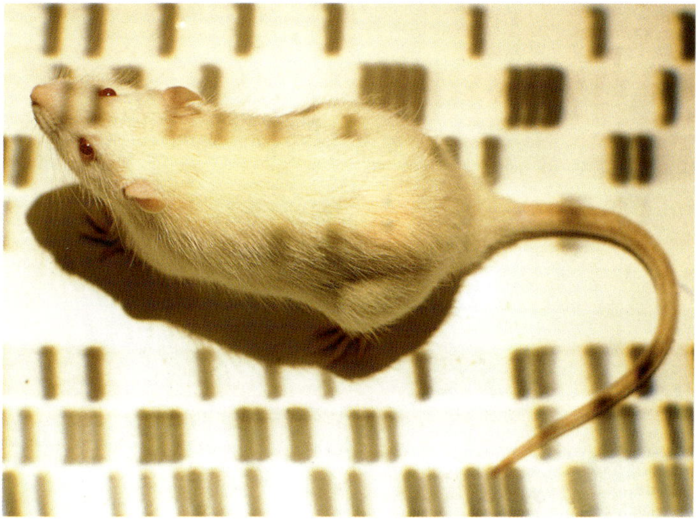

OBEN: TRANSGENE RATTE

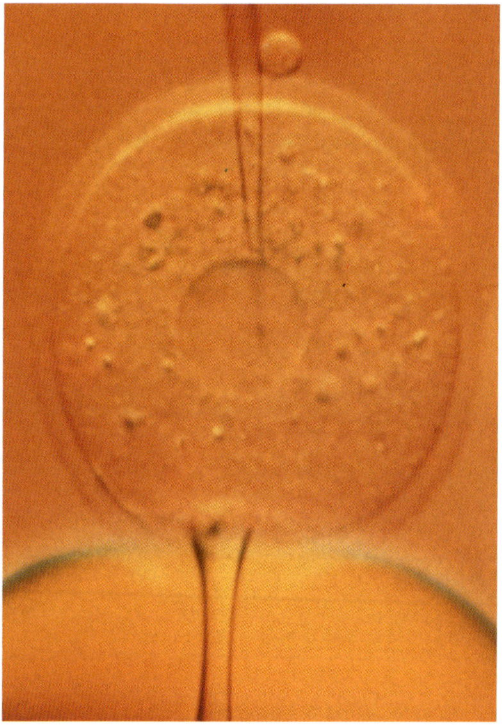

RECHTS: MIT EINER NICHT EINMAL TAUSENDSTEL MILLIMETER DICKEN MIKROSONDE WIRD EIN FREMDES GEN IN DEN MÄNNLICHEN VORKERN EINER EIZELLE EINGESCHLEUST. EIN WICHTIGER SCHRITT ETWA BEI DER ENTWICKLUNG TRANSGENER TIERE

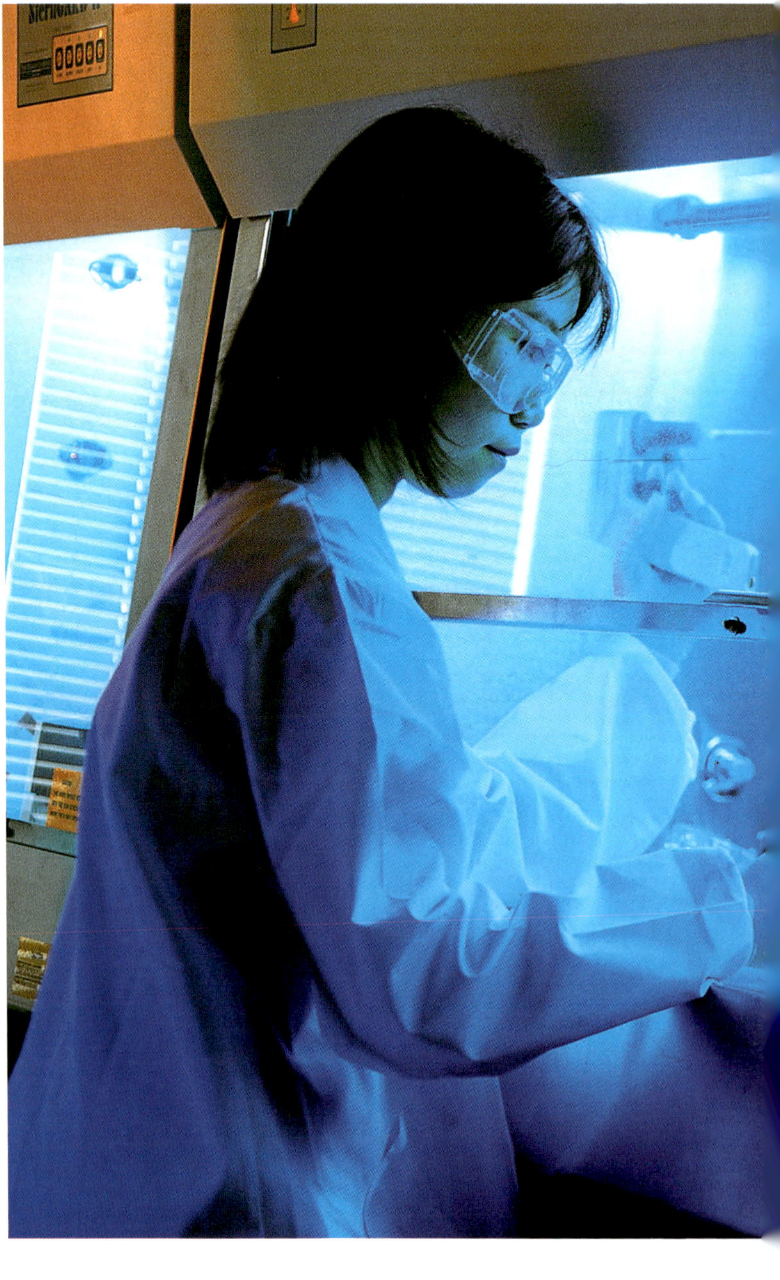

*EIN JUNGER FORSCHER IMPFT IN DER BIOLOGISCHEN SICHERHEITS-*

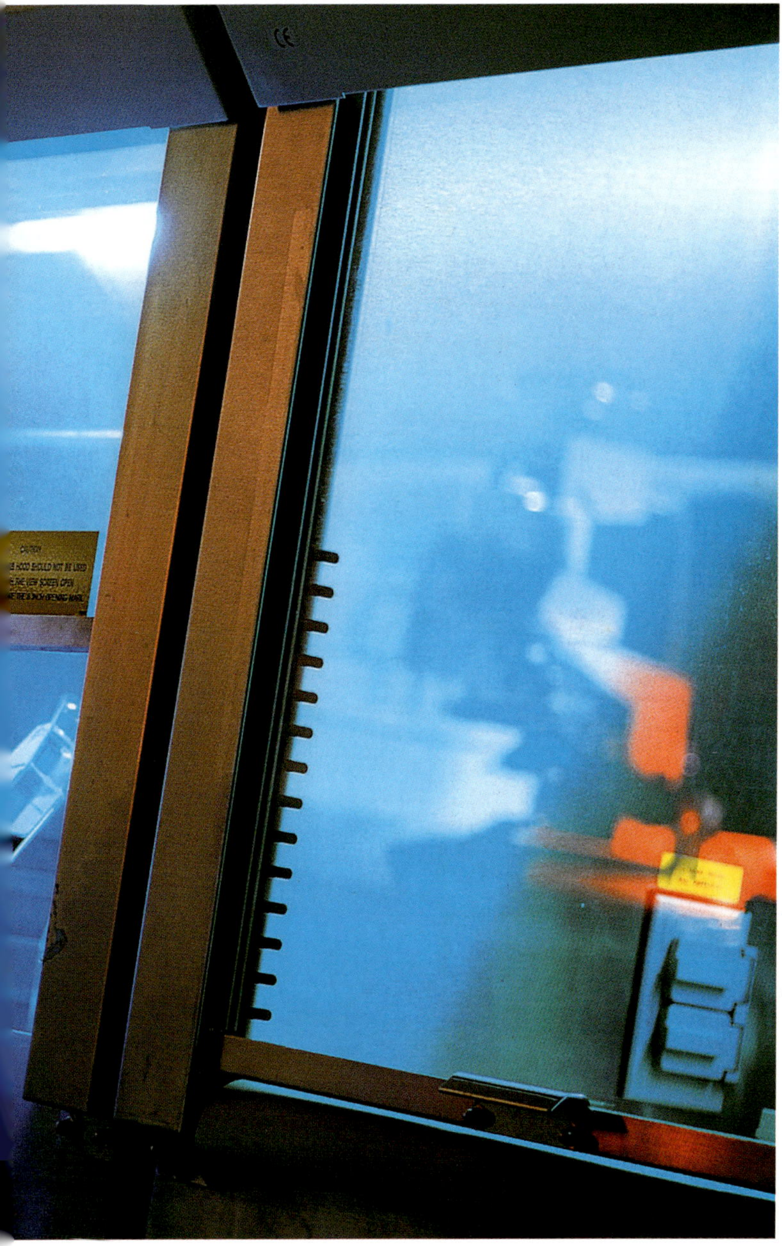

*KAMMER KULTIVIERTE EOSINOPHILE AUF EINE TESTPLATTE*

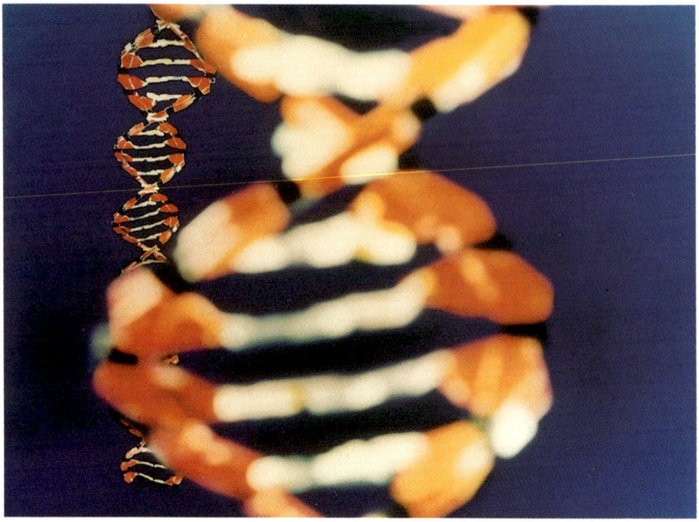

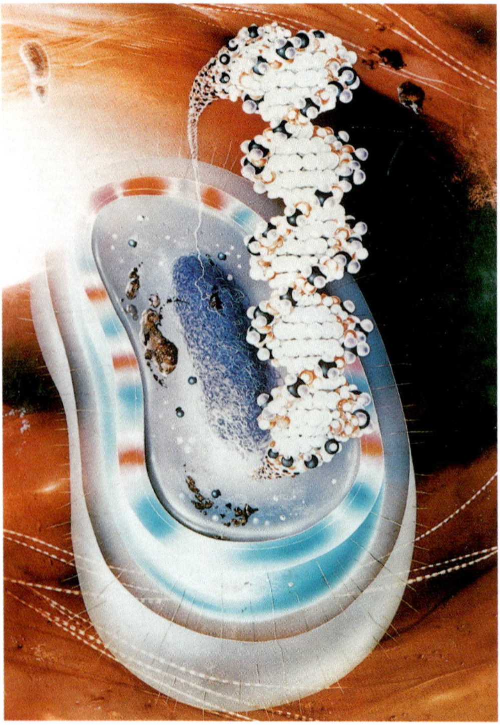

OBEN: DAS MODELL EINER DNS-DOPPEL-HELIX IST ZUM SYMBOL FÜR DIE GENTECHNIK GEWORDEN

LINKS: SCHEMATISCHE DARSTELLUNG EINER BAKTERIENZELLE MIT DER DNS IN IHREM INNERN

diese Merkmale identifiziert sind, dann können die so gewonnenen Tumorantigene von den eigentlichen Krebszellen abgetrennt werden. In aufwendigen Verfahren werden im Anschluss genügend dieser Antigene produziert beziehungsweise nachgebaut. Diese »Seren« werden nun im Labor an Zellkulturen oder an Tieren, meist an Ratten oder Mäusen, getestet. Erst dann wagt man sie dem Patienten wieder zu spritzen. Dadurch soll das Immunsystem befähigt werden, die Krebszellen wirksam zu erkennen und zu bekämpfen.

Im Falle von Krebs ist dies allerdings wesentlich schwerer als bei anderen Erkrankungen wie Hepatitis B, denn die Antikörper müssen ihr Ziel genau identifizieren können, um es zu beseitigen. Da es sich beim Krebs um eine Erkrankung handelt, die im eigenen Organismus entsteht, sehen sich Forscher mit wahrlich gewaltigen Herausforderungen konfrontiert. Die Schwierigkeit besteht darin ein Merkmal zu finden, gegen das sich der Antikörper gezielt richten kann.

Ein Impfstoff gegen Krebs bedarf also ganz besonderer Eigenschaften:

Er darf auf keinen Fall unspezifisch sein, da er sonst möglicherweise auch die Oberflächenstruktur gesunder Zellen attackieren würde. Zudem muss er über einen längeren Zeitraum im Körper erhalten bleiben ohne abgebaut zu werden, soll er überall dorthin transportiert werden, wo er gebraucht wird.

Solche Impfungen haben sich insbesondere bei den Krebsarten als Erfolg versprechend erwiesen, bei denen sich die Krebszellen nicht im Gewebe festsetzen.

### *Kombinationstherapie*

Da es sich als überaus schwierig erweist, ein nachhaltig wirksames Mittel gegen Krebs zu finden, wird derzeit auch versucht, die Vorteile unterschiedlicher Therapieansätze miteinander zu verbinden.

Ganz neu ist eine Kombinationstherapie. Dabei löst man durch ganz bestimmte Immunzellen eine künstliche Entzündung aus, während gleichzeitig Tumorantigene injiziert werden.

Das Immunsystem soll damit gestärkt und der Kampf gegen die Krebszellen vorbereitet werden. Diese Methode erscheint so Erfolg versprechend, dass sie derzeit in zahlreichen Studien bereits an Patienten getestet wird. Dennoch sind auch bei dieser zukunftsträchtigen Therapie Probleme aufgetreten. Obgleich schon verschiedene Patienten von der neuen Methode profitiert haben, darf nicht jeder Krebspatient auf diese Weise behandelt werden. Bislang wurden in der Testphase nur Patienten berücksichtigt, die zu der Gruppe der »Austherapierten« gehören, was eine sehr unglückliche, um nicht zu sagen grausame Bezeichnung für jene darstellt, an denen alle üblichen Heilstrategien versagt haben.

Andere schwer kranke Krebspatienten scheiden deshalb aus, weil es nicht möglich ist, die erforderlichen Merkmale der Krebszellen zu identifizieren und zu isolieren. Wenn es keine Angriffsfläche gibt, können auch keine Vakzine entwickelt werden. Inwieweit sich diese Impfung jedoch wirklich in der Krebstherapie durchsetzt, wird sich erst nach der gründlichen Auswertung von Langzeitbeobachtungen der behandelten Patienten zeigen.

Obgleich dieses Verfahren als absolut zukunftsweisend

gilt, wird es bisher noch nicht bei Patienten angewendet, bei denen herkömmliche Methoden bessere Aussichten auf Erfolg haben.

Erst wenn alle Methoden wie Operation, Bestrahlung, Chemotherapie zu versagen drohen, dann ist es für die Betroffenen und deren Angehörige empfehlenswert, an einer klinischen Studie teilzunehmen. Die behandelnden Onkologen großer Kliniken sind meistens bestens darüber informiert, an welchen Tumorzentren derzeit Studien laufen und durchgeführt werden und ob ihr Patient überhaupt dazu geeignet ist, daran teilzunehmen.

Auch große Organisationen, wie beispielsweise die Deutsche Krebsgesellschaft, verfügen über die notwendigen Informationen. Allerdings muss an dieser Stelle ausdrücklich darauf hingewiesen werden, dass bei der Wahl solcher neuen Methoden äußerste Vorsicht geboten ist. Wie bereits erwähnt, sind alle Impfstoffe zur Zeit noch im Stadium der klinischen Prüfung. Trotzdem sind bereits ominöse Seren auf dem Markt, die für teures Geld den Patienten und deren Angehörigen angeboten werden – und sie finden ihre Kundschaft.

Oft erscheint dies den Betroffenen als letzter rettender Strohhalm, der nach einer endlosen Odyssee durch die Krebszentren des Landes von einer wohlwollenden Hand angeboten wird.

Viele wenden sich in ihrer Verzweiflung schließlich sogar an unseriöse Geist- und Wunderheiler, die mit dem Leid anderer beste Geschäfte machen, frei nach dem Motto: Des einen Not ist des anderen Brot!

Diese Tendenz macht natürlich auch nicht vor den Toren

bestimmter Pharmahersteller Halt, auch sie wittern hier das große Geschäft.

Aber die außerhalb von klinischen Studien angebotenen Vakzine und Impfstoffe sind nicht hinreichend getestet; über sie, ihre Wirkmechanismen und Nebenwirkungen ist fast nichts bekannt. Noch werden mögliche Impfstoffe gegen Krebs nur in Labors mit ungeheurem Aufwand getestet, um möglichst alle Schäden für die Patienten zu beseitigen. Vor jenen vollmundigen Angeboten, die damit werben, mit Hilfe immunologischer Kenntnisse sei der Krebs bereits besiegt, man müsse nur das angebliche, natürlich teure Wundermittel erwerben, sei ausdrücklich gewarnt. Auch in diesen Fällen erweisen sich Patientenorganisationen und Fachgesellschaften als kompetente und hilfsbereite Gesprächspartner.

Viele dieser Organisationen bieten zu diesen Themen auch sehr informative Seiten im Internet an.

Bislang gibt es nur zwei Medikamente, die erfolgreich durch alle Stufen der klinischen Prüfung kamen. Das eine soll die Metastasenbildung bei fortgeschrittenem Darmkrebs stoppen, das andere wirkt in bestimmten Stadien des Non-Hodgkin-Lymphoms. Dabei handelt es sich um eine Lymphknotenschwellung, die nicht zur Hodgkinerkrankung zählt, aber dennoch verschiedene bösartige Lymphknotenschwellungen im Gefolge haben kann. Ein weiterer Impfstoff steht kurz vor der Zulassung, ein Antikörper, der gegen spezielle Formen des Brustkrebs eingesetzt werden soll.

Insgesamt steigen die Erwartungen, die Entwicklung von Impfseren könne zukunftsweisende Therapien gegen Krebs bereitstellen. Manche Wissenschaftler schließen inzwischen nicht aus, schon bald sogar vorbeugend gegen Krebs impfen zu können. Hoffnungen werden wach, ähnlich wie bei den bis vor kurzem noch gesetzlich vorgeschriebenen Schutzimpfungen, einen entscheidenden Sieg über eine Krankheit zu erringen, die bislang als unheilbar galt.

Doch das ist im Augenblick noch nicht mehr als eine schöne Vision.

## Impfen gegen Aids?

Auch im Falle von Aids wird fieberhaft nach wirksamen Impfstoffen gefahndet. Aber das HI-Virus erweist sich in diesem Zusammenhang als besonders heimtückisch. Es passt sich mit diabolischem Geschick den neuen Gegebenheiten im Organismus an und verändert so schnell seine Gestalt, dass der Antikörper keine Möglichkeit mehr hat, sein Ziel zu erkennen und zu bekämpfen. Mehrfach war die Wissenschaft bereits an einen Punkt gelangt, an dem sie vermeinte, das Mittel gefunden zu haben, das Risikogruppen bereits im Vorfeld gegen eine Infektion schützt.

Leider hatte man sich stets zu früh gefreut.

Doch Wissenschaft und Forschung haben es offensichtlich gelernt, mit diesen ständigen Enttäuschungen zu leben. Der Durchschnittsmensch staunt, mit welcher Gelassenheit manche Wissenschafter Rückschläge hinnehmen, ja aus ihnen die Energie zu Neuanfängen gewinnen. Gewöhnliche Zeitgenossen wären bei vergleichbaren Vorgängen in ihrem Beruf am Boden zerstört. Man stelle sich die Empfindungen eines Forschers vor, der nach jahrzehntelanger mühseliger Arbeit

hinter verschlossenen Labortüren ein viel versprechendes, vielleicht gar nobelpreisverdächtiges Projekt als bloße Seifenblase und viele Jahre intensiver Arbeit als vollkommen vergebliche Mühe erkennen muss.
Was bewegt diese Menschen, immer und immer wieder von vorne zu beginnen, wenn nicht die Hoffnung bestünde, irgendwann einmal wirklich den ganz großen Durchbruch zu schaffen und damit jene Anerkennung zu ernten, die wahrscheinlich der Traum eines jeden Wissenschafters ist, nämlich etwas entdeckt zu haben, was der Menschheit wirklich weiterhilft?

Doch diesem Anspruch werden nur die wenigsten gerecht. Gelingt es einem Pharmaunternehmen, ein wirksames Präparat auf den Markt zu bringen, dann erntet dieses Ruhm und finanzielle Meriten. Der Forscher und sein Team, die zu diesem Erfolg wesentlich beigetragen haben, treten nur selten in den Vordergrund.

Ein Forscherteam allerdings, das einen der Grundsteine für die moderne Medizin gelegt hat, konnte sich der internationalen wissenschaftlichen Anerkennung sicher sein:

1984 erhielten Niels K. Jerne, Georges J. F. Köhler und César Milstein den Nobelpreis dafür, dass sie sowohl theoretisch als auch praktisch die monoklonalen Antikörper entwickelt hatten. Ohne dieses winzige Stückchen Eiweiß, von dem schon so viel die Rede war, wäre der aktuelle medizinische Fortschritt überhaupt nicht denkbar.

Allerdings stoßen die rasanten molekularbiologischen Entwicklungen der modernen Medizin nicht nur auf Bewunderung, auch nicht unter den Kollegen. Selbst hier gibt es kritische Stimmen, welche die Gentechnologie gar als »Unterwerfung des Lebens« bezeichnen, als unzulässigen Eingriff in die Natur, der sich bitter rächen werde, weil durch diese Denaturierung das natürliche Gleichgewicht der Lebewesen gestört werde. Notorisch ist diese Einstellung, mit mächtiger Unterstützung der Medien, bei den gentechnologisch veränderten Nahrungsmitteln. Dass der Mensch aber seit Jahrtausenden in die Natur eingreift, indem er Nutzpflanzen und Tierrassen züchtet, um zu überleben, und dadurch faktisch ebenfalls genetisch manipuliert, dagegen fällt auch den Vertretern der Fundamentalkritik kein schlagkräftiges Argument ein.

Andere Stimmen verkünden lautstark, dass dieser Fortschritt zwar an sich zu begrüßen sei, die unternommenen Anstrengungen aber nicht etwa humanitäre Ziele verfolgten, sondern rein wirtschaftlichen Interessen unterlägen. Warum sonst ließen sich so viele Biotech-Firmen oder Forschungsinstitute und Universitätskliniken ihre Entdeckungen patentieren? Ist es wirklich so unnachvollziehbar, am Ende eines langen Forscherlebens wenigstens auf eine finanzielle Entschädigung zu hoffen? Und zwar dann, wenn es wirklich gelingt, eines Tages eine einträgliche Therapie zu entwickeln.

Selbstverständlich treibt das Streben nach internationaler Anerkennung, Ruhm und materiellem Erfolg gelegentlich absurde Blüten.

Allgemein beklagt wird das Fehlen ausreichender Kooperation zwischen einzelnen Forschungszentren. Jedes hütet den aktuellen Stand der Entwicklung mit Argusaugen. Trotz internationaler Vernetzung werden relativ wenige Informationen ausgetauscht, aus Angst, jemand könnte sie benutzen, um schneller ans Ziel zu gelangen.

Viele Kliniken und Labors arbeiten an ein und derselben Thematik, ohne voneinander zu wissen. Der Geheimnisschleier wird nur manchmal ein wenig gelüftet, nämlich dann, wenn auf internationalen Fachkongressen einem erlauchten Publikum die neuesten Erkenntnisse andeutungsweise präsentiert werden.

Es ist nicht zu leugnen, dass die moderne Medizin noch wesentlich weiter wäre, wenn die Forschungsanstrengungen international gebündelt würden und man gemeinsam versuchte, dem angestrebten Ziel näher zu kommen.

# V Arzneimittel der zweiten Generation

## Revolutionierung der diagnostischen Methoden

Mit Hilfe der Gentechnologie haben Forschung und Medizin ein Handwerkszeug entwickelt, das sie befähigt, körpereigene Substanzen so nachzubauen, dass sie gezielt für spezielle therapeutische Zwecke eingesetzt werden können.

Das Resultat waren die Arzneimittel der ersten Generation, die vor dem Hintergrund medizinischer Entwicklung eigentlich noch in den Kinderschuhen stecken – zumindest was die Dauer ihrer Marktpräsenz anbelangt. Doch mit einer bloßen Kopie der Natur wollte die Forschung sich nicht zufrieden geben, hatte man doch ein Rüstzeug entwickelt, welches es erlaubt, mögliche Fehler der Natur zu vermeiden, wenn nicht gar auszumerzen.

So ist es im zweiten Schritt sogar möglich, Hormone und Proteine gleichermaßen maßzuschneidern und genau auf einen therapeutischen Zweck abzustimmen.

Bei den gentechnisch hergestellten Arzneimitteln der zweiten Generation hat sich der Mittelpunkt des Interesses verlagert. Hier werden insbesondere die Zusammenhänge zwischen der Struktur des zu erstellenden Moleküls und seiner eigentlichen Funktion berücksichtigt.

Das bedeutet, seit geraumer Zeit können Proteine hergestellt werden, bei denen verschiedene Gene oder auch nur Teile davon miteinander verknüpft werden, um so optimal für einen genau definierten Zweck genutzt zu werden.

Diese Produkte, die nach bestimmten genetischen Gesetzmäßigkeiten zusammengesetzt werden, nennt man Fusions- oder Hybridproteine. Mit diesen neuartigen Wirksubstanzen ist es möglich, erstmals sehr gezielt gegen bestimmte Erkrankungen und deren Erreger vorzugehen.

## Monoklonale Antikörper

Die neue Fusionstechnik wird bereits seit den siebziger Jahren dazu benutzt, monoklonale Antikörper herzustellen. Die Wissenschafter, denen dies erstmals gelang, Georges Köhler und César Milstein, erhielten für diese bahnbrechende Leistung 1984 den Nobelpreis für Medizin. Sie verschmolzen, respektive »fusionierten«, dazu menschliche Krebszellen und Immunzellen von Mäusen. Diese monoklonalen Antikörper, die sich wie ein Ei dem anderen gleichen, richten sich immer nur gegen ein ganz bestimmtes, vorgegebenes Ziel. Es kann sich dabei um ganz genau determinierte Teile eines Krankheitserregers handeln oder aber um ganz bestimmte Proteine, so wie sie auf der Oberflächenstruktur von Krebszellen zu finden sind.

Die monoklonalen Antikörper haben die Funktion, Krankheitserreger oder Tumorzellen zu identifizieren und sie dann zu vernichten, ohne dabei gleichzeitig das Immunsystem des Patienten so zu stimulieren, dass es den künstlichen Antikörper als Eindringling erkennt. Denn unter diesen Umständen würde es alles daran setzen, den angeblichen Feind zu zerstören.

Für Wissenschaft und Forschung erwies es sich als überaus schwierig, monoklonale Antikörper herzustellen, die exakt diesen komplexen Anforderungen standhalten, um zielgenau gegen bestimmte Erkrankungen eingesetzt werden zu können. Derzeit sind in Deutschland vier solcher gentechnologisch hergestellter Antikörper der zweiten Generation für verschiedene Indikationen zugelassen.

### *Brustkrebs*

Einer dieser Antikörper ist seit Oktober 1998 zugelassen und auf dem Markt erhältlich. Es handelt sich dabei um den Wirkstoff Trastuzumab, der erfolgreich zur Behandlung einer ganz bestimmten Form von Brustkrebs eingesetzt wird.

Doch wie ist es gelungen, ihn so auszustatten, dass er nicht den Angriffen der körpereigenen Abwehr erliegt? Um ihn vor den Attacken des menschlichen Immunsystems zu schützen, hat man ihn mit gentechnischen Methoden als menschlichen Antikörper getarnt, also humanisiert. Er wurde so maßgeschneidert zusammengesetzt, dass es ihm möglich ist, ein ganz bestimmtes Protein auf der Oberfläche von bösartigen Brustkrebszellen zu erkennen und zu bekämpfen. Dieses Protein ging als HER2 – human epidermal growth factor receptor 2 – in die Fachliteratur ein. Das Oberflächenmerkmal HER2 ist bei einem guten Drittel aller Frauen vorzufinden, die unter einem Metastasen bildenden Brustkrebs leiden. Es bildet sich hier in einem pathogenen Ausmaß und bewirkt in der Folge, dass sich die kranken Zellen besonders aggressiv vermehren und ausbreiten. Durch den spezifischen monoklonalen Antikörper ist es jetzt möglich, das HER2-Molekül zu blockieren. Damit kann verhindert werden, dass sich die Tumorzellen weiter teilen und unkontrolliert vermehren.

Solche Spezialanfertigungen von Antikörpern werden auch gegen die Entstehung von Blutgerinnseln eingesetzt, sie sind erfolgreich in der Therapie bei bestimmten Blutkrebserkrankungen und sie dienen dazu, nach einer Nierentransplantation zu verhindern, dass das fremde Organ wieder abgestoßen wird.

Von der Herstellung weiterer monoklonaler Antikörper verspricht man sich in Zukunft einen ungeheuren therapeutischen Nutzen.

Es gibt aber noch andere Verfahren, um die Vorgaben der Natur zu optimieren und dadurch »Designermedikamente« herzustellen, die sich den jeweiligen Anforderungen optimal anpassen. So ist es gelungen, gewisse Proteine zu wirksamen Therapeutika umzubauen, indem man bestimmte Teile aus dem Gen entfernte.

Diese Methode wird angewandt, um den Wirkstoff Reteplase herzustellen, ein Medikament, welches die Therapie des akuten Herzinfarktes revolutionierte.

### *Herzinfarkt*

Koronare Herz-Kreislauf-Erkrankungen sind noch immer die Todesursache Nummer 1 in den modernen Industrienationen, an ihnen sterben mehr Menschen als an Krebs. Obgleich inzwischen sehr viel über mögliche Risikofaktoren bekannt ist und über dieses Thema nach wie vor ständig in den Medien informiert wird, steigt die Zahl der Todesfälle ständig.

Die Zunahme der alltäglichen Belastungen und eine damit verbundene permanente Überforderung in Berufs- und

Privatleben, ständiger Leistungsdruck, physischer und psychischer Dauerstress, Fehlernährung, mangelnde Bewegung, Alkohol- und Nikotinmissbrauch, aber auch genetisch bedingte Stoffwechselstörungen sind als die Hauptursachen für Herz-Kreislauf-Erkrankungen mit einem möglichen Infarkt als Konsequenz hinlänglich bekannt.

Einem Herzinfarkt geht meist eine Arteriosklerose, also eine Arterienverkalkung voraus. Bei dieser Erkrankung sind die Arterien durch Ablagerungen von Blutplättchen, Fibrin oder Fettstoffen verengt. Hinzu kommen Verdickungen der Gefäßinnenwand und die Einlagerung von Bindegewebsfasern. Erst wenn die Arterienwand auf diese Weise geschädigt ist, kommt es auch zur Ablagerung von kalkhaltigen Substanzen, denen die Krankheit ihren Namen verdankt. Dies bewirkt eine Verengung der Arterien und der ungestörte Blutfluss ist nicht mehr möglich. Jetzt kann weniger Sauerstoff transportiert werden, was zu einer Unterversorgung der einzelnen Organe führt. Es kann sogar zu einem vollständigen Gefäßverschluss kommen, der zur Folge hat, dass das umliegende Gewebe aufgrund fehlender Sauerstoffversorgung abstirbt (Nekrose). Das Heimtückische an dieser Erkrankung besteht darin, dass sie von den Betroffenen oft über viele Jahre unbemerkt bleibt und erst schmerzhaft wahrgenommen wird, wenn es infolge der zunehmenden Gefäßverengung zu massiven Durchblutungsstörungen kommt und die umliegenden Organe in Mitleidenschaft gezogen werden. So kann es durch eine fortgeschrittene Arteriosklerose zu Nierenversagen kommen. Allerdings treten die häufigsten Folgeschäden am Gehirn und am Herzen auf. Sind die Arterien betroffen, die für die Versorgung des Herzens zuständig sind, dann spricht man von einer koronaren Herzkrankheit; dann sind die Herzkranzgefäße oder die Koronararterien mit Sauerstoff unterversorgt. Kommt es zu einem Totalverschluss eines der Herzkranzgefäße, dann hat dies einen Infarkt zur Folge. Oft wird ein bevorstehender Herzinfarkt durch Angina-pectoris-Anfälle angekündigt, die sich durch starke, stechende Schmerzen im Brustbereich bemerkbar machen.

Doch ein Herzinfarkt entsteht meist akut, infolge starker psychischer oder physischer Belastung, in deren Verlauf wesentlich mehr Sauerstoff benötigt wird als in entspannten Phasen. Wenn der Herzmuskel schon über einen längeren Zeitraum mangelhaft durchblutet war oder wenn eines der Herzkranzgefäße durch ein Blutgerinnsel plötzlich verschlossen wird, entsteht ein Engpass. Dieses Gerinnsel muss so schnell wie möglich aufgelöst werden, um so wieder für eine ausreichende Sauerstoffversorgung der Herzmuskulatur zu sorgen, da Zellen, die nicht regelmäßig mit Sauerstoff versorgt werden, absterben. Diese Nekrosen sind irreversibel.

Bis vor zehn Jahren gab es keine Medikamente, die zur Auflösung der Blutgerinnsel taugten. Inzwischen gibt es aufgrund gentechnologischer Methoden ganz spezielle Enzyme – wie das körpereigene Protein t-PA, das bereits als Arzneimittel der ersten Generation beschrieben wurde.

Doch jetzt ist man noch einen Schritt weiter.

Auch bei dem Wirkstoff Reteplase handelt es sich um einen körpereigenen Gewebe-Plasminogen-Aktivator.

Bislang wurde t-PA in Zellen von Säugetieren produziert, denen man das entsprechende Gen zur Herstellung des menschlichen Eiweißmoleküls eingepflanzt hatte.

Heute ist es möglich, zusätzlich zu der ohnehin gewünschten Wirkung das Gen dahingehend »umzubauen«, dass es über eine zusätzliche Eigenschaft verfügt und wesentlich länger im Blut bleibt, ohne von der Leber abgebaut zu werden.

Es ist gelungen, den Wirkstoff so zu gestalten, dass er über weitaus bessere Funktionen verfügt als die körpereigene Substanz. So hat die Reteplase eine dreimal so lange Halbwertszeit und kann schon bei einer sehr geringen Dosis ihre Wirkung voll entfalten. Für einen Herzinfarktpatienten kann die rechtzeitige Injektion von Reteplase lebensrettend sein, denn das bedrohliche Gerinnsel kann so schnell wieder aufgelöst werden.

Eine weitere Klasse maßgeschneiderter »Designermedikamente« sind die so genannten Muteine. Bei diesen Wirkstoffen wird die jeweilige Erbsubstanz der Gene gleichfalls so verändert, dass die Proteine für spezielle therapeutische Zwecke zum Einsatz kommen können. Eine solche Veränderung kann bedeuten, dass kleine, genau determinierte Bestandteile eines Gens, die Nukleotide, durch andere Nukleotide ausgetauscht werden. Diesen Vorgang nennt man Mutagenese. Das Resultat sind Proteine, die mit ganz spezifischen Eigenschaften ausgerüstet sind.

Das erste gentechnologisch hergestellte Insulin ist eines der berühmtesten Beispiele für die Entwicklung von Muteinen und spielte eine Vorreiterrolle.

1996 wurde ein »optimiertes« Insulin der zweiten Generation zugelassen, das betroffenen Diabetikern den Alltag erheblich erleichterte. Durch gentechnologische Methoden wurden die Eigenschaften des Insulingenes dahingehend verändert, dass zwei bestimmte Aminosäuren durch zwei andere ersetzt wurden. So erhielt man ein völlig neuartiges Insulin, das signifikant schneller und gleichzeitig kürzer wirkt. Für die Patienten birgt das den Vorteil, spürbar unabhängiger von den sonst sehr reglementierten Essenszeiten zu sein. Viele Diabetiker litten bis dato unter den starren und fest vorgeschriebenen Mahlzeiten und den zahlreichen Zwischenmahlzeiten, die nicht verändert werden durften, um zu gewährleisten, dass der Blutzuckerspiegel nicht absank. Durch das neuartige Insulin haben die Betroffenen wesentlich mehr Freiräume und erleben das als ungeheuren Gewinn an Lebensqualität.

Derzeit wird außerdem an einem Insulinspray gearbeitet, der nach dem Prinzip eines Nasensprays funktionieren soll und bei dem der Wirkstoff durch die Nasenschleimhäute in den Organismus gelangt. Auch hier handelt es sich um ein gentechnologisches Präparat der zweiten Generation, welches bereits jetzt von vielen Diabetikern sehnsüchtig erwartet wird. Diese neue Anwendungsmöglichkeit würde ein erhebliches Mehr an Lebensqualität bedeuten, allein schon deshalb, weil dieser Spray diskret überall zum Einsatz kommen kann. Das Verwenden von Spritzen in der Öffentlichkeit – wenn auch in diesem Fall medizinisch eindeutig vonnöten – führt immer wieder zu missverständlichen Reaktionen.

Das sind nur einige Beispiele dafür, in welche Richtung die Entwicklung inzwischen geht. In anderen Bereichen werden Proteine dahingehend verändert, die meist sehr komplizierten und aufwändigen Verfahren zur Herstellung der Medikamente zu erleichtern oder um dafür zu sorgen, dass die Wirkstoffe besser stabilisiert werden können.

## Revolutionäre Entwicklung im Bereich Diagnostik

Eine gewissenhafte und genaue Diagnostik ist die Grundvoraussetzung für die Entscheidung, welche therapeutischen Verfahren zur Behandlung einer bestimmten Erkrankung überhaupt in Frage kommen. Denn erst wenn der Arzt mit Gewissheit sagen kann, worunter sein Patient leidet, kann er auch darüber entscheiden, womit und wie er behandelt werden soll.

Allerdings erweist sich dieser Prozess im Alltag oft als überaus langwierig und auch schwierig, denn nur in den seltensten Fällen sind die Symptome einer Erkrankung eindeutig – insbesondere dann, wenn diffuse Beschwerden vorliegen, die nicht klar zuzuordnen sind.

Meist ist es mit einer Untersuchung nicht getan, für die Leidtragenden beginnt oft eine schier nicht enden wollende Odyssee durch den immer wieder faszinierenden Dschungel der Apparatemedizin. Mengen von Blut werden abgezapft, um teuer und aufwendig in Speziallabors untersucht zu werden. Die diversen Röntgenaufnahmen bilden nur den Auftakt zu einer ganzen Serie beeindruckender Tests und Untersuchungen, die den Patienten zumindest in diesem Augenblick den Eindruck vermitteln, zwangsläufig unter einer schweren Erkrankung zu leiden. Doch oft wird die Qual dann noch nicht einmal mit einer zufrieden stellenden Diagnose belohnt: Die Ärzte blicken ratlos auf die Befunde, therapieren auf gut Glück und die Betroffenen behalten die alten Symptome, zweifeln aber zusätzlich an ihrem Verstand, weil es offensichtlich nicht gelingt, die Ursache für die Beschwerden eindeutig zu bestimmen. Diese diagnostischen

»Ausschlussverfahren« sollten inzwischen allerdings längst überholt sein.

Doch gerade in den Bereichen Krebs, viraler Erkrankungen und Autoimmunerkrankungen kommt es immer noch viel zu häufig zu einer falschen Diagnose, oder sie wird erst dann gestellt, wenn die Symptomatik so eindeutig ist, dass jede Hilfe bereits zu spät kommt.

Eine exakte und rechtzeitige Diagnose hat nicht nur entscheidenden Einfluss auf den Heilungsprozess, sie bedeutet auch eine ungeheure psychische Entlastung für den Patienten.

Für die meisten ist es nämlich wesentlich einfacher, mit einer Diagnose zu leben, und sei sie noch so alarmierend, als über Wochen und Monate im Dunklen zu tappen und nicht mehr zu wissen, ob man eine moderne Ausgabe des berühmten Hypochonders ist, der als »eingebildeter Kranker« schon Generationen von Zuschauern und Lesern erheitert hat.

Die Gentechnik hat gerade im Bereich Diagnostika ungemein viel verändert. Eigentlich ist das der Sektor, in dem die Möglichkeiten der neuen Technologie am ehesten akzeptiert und weiterentwickelt wurden. Fast alle Proteine in Produkten, die weltweit für diagnostische Verfahren benötigt und angewandt werden, sind gentechnologisch hergestellt.

Ein wesentlicher Durchbruch gelang diesbezüglich dem amerikanischen Chemiker Kary Mullis, der für seine Entdeckung der Polymerase-Kettenreaktion, besser bekannt als PCR-Test, 1993 den Nobelpreis für Chemie erhielt.

Mullis hat ein Verfahren entwickelt, mit dem es möglich ist, die DNA uneingeschränkt zu vermehren. Für die Diagnose menschlicher Erkrankungen bedeutete das eine Revolution. Von Wissenschaftern wurde diese Erfindung weltweit neidlos als ungeheurer Durchbruch bewundert und gefeiert. Denn mit diesem Verfahren ist es erstmals möglich, quasi das berühmte Haar in der Suppe zu finden und daraus anschließend eine ganze Perücke zu fertigen.

Die moderne forensische Medizin wäre ohne dieses Verfahren nicht annähernd so erfolgreich. Die Bedeutung von aufwändigen Labortests hat bereits Einzug in die entsprechenden Freitagskrimis gehalten, biedere Kommissare und Ermittler schützen nun in Dialogen ein biochemisches Wissen vor, welches bis vor kurzen nur den Protagonisten moderner amerikanischer Thriller vorbehalten war. Die Nachfolgegeneration von »Derrick« und »dem Alten« muss sich nicht mehr einzig darauf verlassen, dass die Täter doch immer wieder gerne Fehler machen und zwangsläufig an den Ort der Tat zurückkehren.

Der moderne Kriminologe konzentriert sich mit seinem Team auf die Sicherung ganz anderer Spuren. Inzwischen genügt ein winziges Stückchen DNA eines einzelnen kleinen Spermiums, eines einzelnen Haares oder eines angetrockneten Bluts- oder Speicheltropfens am Tatort, um im Labor einen genauen genetischen Fingerabdruck des möglichen Täters zu erstellen. Dieser ist so eindeutig, weil ein Unikat, dass auch ein noch so ausgeklügeltes Alibi nichts mehr ausrichten kann. Diesen modernen Verfahren ist es auch zu verdanken, dass die Bilanzen der Polizei mittlerweile wesentlich positiver ausfallen als noch vor ein paar Jahren.

Auch die Archäologie und die Anthropologie können mit Hilfe dieses Verfahrens zu Forschungsergebnissen gelangen:

Ein kleines Stückchen vertrockneten Gewebes einer Mumie lässt beeindruckende Analysen längst vergangener Kulturen und Lebensformen zu, die man nie mehr glaubte rekonstruieren zu können.

Die Medizin profitiert ebenfalls ungemein von diesem neuartigen Verfahren. Einzelne Humanzellen sind ausreichend, um mögliche Erbkrankheiten wie Hämophilie, Mukoviszidose oder Diabetes Typ I zu testen. Aber auch die kleinsten Spuren von wie auch immer gearteten Krankheitserregern lassen sich hiermit sehr einfach im menschlichen Blut nachweisen.

Dank des PCR-Tests gelingt es übrigens auch, sicheres Blutplasma herzustellen. Denn jedes Virus oder jedes Bakterium kann mit Hilfe dieses Verfahrens sicher aufgespürt und nachgewiesen werden.

*Wie funktioniert diese Methode?*

Wissenschafter beschreiben das Prinzip als relativ einfach, dem Laien mag das etwas anders vorkommen. Genau genommen handelt es sich um einen ungeheuren molekularbiologischen Kopiervorgang, bestehend aus drei Arbeitsschritten, die sich permanent abwechseln und wiederholen. Im ersten Schritt werden die DNA-Doppelstränge voneinander getrennt. Dazu wird das Erbmolekül erhitzt. Die bereits beschriebene Doppelhelix, die nicht umsonst immer gerne mit einem Reißverschluss verglichen wird, teilt sich in ihre zwei Einzelstränge. Als nächstes wird ein gentechnisch hergestelltes DNA-Stück, welches nur zu einem ganz bestimmten Basenpaar an einem der Einzelstränge passt – der so genannte Primer –, angekoppelt und identifiziert dieses. Im letzten Schritt wird durch das Enzym Polymerase der Primer verlängert. So wird jeder DNA-Einzelstrang kopiert, bis wieder ein identischer zweiter Strang entsteht.

Der gesamte Vorgang muss bei einer bestimmten Temperatur durchgeführt werden und lässt sich als Kettenreaktion beliebig oft wiederholen (PCR = polymerase chain reaction).

Man stelle sich vor: Nur dreißig Verdopplungen ergeben insgesamt eine Milliarde Kopien eines bestimmten DNA-Abschnitts.

Durch dieses Verfahren ist es jetzt möglich, Erbsubstanzen aufzuspüren und nachzuweisen, auch wenn sie in noch so verschwindend geringen Mengen vorliegen – sie hätten vor der Erfindung des PCR-Tests gar nicht bestimmt werden können.

Mit dieser Methode gelingt es nun auch erfolgreich, den trickreichen HI-Virus sicher nachzuweisen. Dieses Virus versteckt sich nämlich relativ lange in den Leukozyten, ohne dass irgendwelche Symptome der gefürchteten Immunschwäche auftreten. In bisherigen Aidstests konnten immer nur die Antikörper nachgewiesen werden, die sich bereits gegen das Virus gebildet hatten, die Krankheit musste also bereits virulent sein. Durch die Polymerase-Kettenreaktion hat das Virus keine Chance mehr, sich zu verstecken, selbst dann nicht, wenn es nur eines von 10 000 weißen Blutkörperchen befallen hat.

Gleichzeitig bedeutet dieses Verfahren auch eine Revolutionierung der Aidstherapie.

Wie bereits erwähnt, handelt es sich bei dem Aidserreger um ein besonders heimtückisches Virus, das sich sehr schnell den veränderten Bedingungen im Organismus anpasst, ähnlich wie das Grippevirus – deshalb ist es hier auch so schwierig, einen sicheren Impfschutz zu entwickeln.

Das HI-Virus verändert seine Erbinformationen in einer Geschwindigkeit, dass die Forschung bisher keine Chance hatte, immer rechtzeitig auf die neuen Bedingungen zu reagieren: denn das Virus entwickelt sehr schnell eine Toleranz gegen die Medikamente, die eigentlich zu seiner Vernichtung bestimmt sind. Durch PCR ist es nun möglich, sofort festzustellen, wann eine erhöhte Viruskonzentration im Blut vorliegt. Das ist ein sicherer Hinweis dafür, dass ein Medikament oder eine Kombination unterschiedlicher Präparate nicht mehr effektiv wirkt. Durch eine rechtzeitige und schnelle Reaktion und durch prompte Veränderung der Medikation können inzwischen beachtliche Therapieerfolge erzielt werden.

Auch eine andere gefürchtete Erkrankung kann durch PCR schnell und sicher festgestellt werden: die Tuberkulose. Mit herkömmlichen Methoden brauchte man an die sechs Wochen, um den Erreger feststellen zu können. Jetzt verkürzt sich der Vorgang auf wenige Stunden.

Natürlich ist dieses Verfahren auf fast jede Erkrankung anzuwenden. Es bedeutet einen wirklichen Durchbruch in der Diagnostik. Denn nun ist es möglich, für jeden Krankheitserreger ein Stück Erbmaterial zu finden, das es erlaubt, ihn zu identifizieren und gleichzeitig zu untersuchen, mit welcher Therapie oder Medikation dem Erreger am besten beizukommen ist.

Hinter dem Oberbegriff monoklonale Antikörper und PCR verbergen sich inzwischen eine Unzahl an Spezialverfahren, die eigens dazu entwickelt wurden, auch die geringsten Spuren von Krankheitserregern im Blut aufzuspüren und daraufhin zu untersuchen, wie sie sich im Einzelnen zusammensetzen. Insofern kann jetzt erstmals sehr gezielt therapiert werden, die Behandlung und die Medikamente können den individuellen Gegebenheiten und Erfordernissen exakt angepasst werden.

Von Individualtherapie träumt die Menschheit zwar schon seit langem, aber bis vor kurzem hielt man sie für eine bloße Utopie.

Es gibt aber noch weitere diagnostische Innovationen, die erheblich zur Verbesserung verschiedener Therapien beitragen. Eine davon ist der so genannte Gen-Chip, der in dem relativ neuen Gebiet der Pharmakogenomik eine besondere Rolle spielt. Dieser Forschungsbereich befasst sich vornehmlich mit der Frage, wie sich die jeweiligen Erbanlagen des einzelnen Individuums auf den Verlauf einer Krankheit und deren Therapie auswirken.

Doch was hat man sich unter einem Gen-Chip vorzustellen?

Er besteht aus einer Platte, auf die mittels einer Spezialtechnik zahlreiche DNA-Segmente aufgetragen wurden. Diese stammen aus einem Pool mit Mustergenen und sind so zusammengestellt, dass sie immer für eine bestimmte Diagnose stehen. So sind dort die unterschiedlichsten Erkrankungen genetisch verfügbar und abrufbar oder aber ein einzelnes Gen mit all seinen erdenklichen Veränderungen. Auf einem derartigen Chip sind beispielsweise alle Gene des Aids-Virus mit allen möglichen Mutationen aufgetragen.

Dadurch haben Ärzte nun die Möglichkeit, mit Hilfe dieses Gen-Chips und mit computergestützten Diagnosegeräten, Unmengen von genetischen Daten innerhalb kürzester Zeit auswerten zu können. Das bedeutet, Krankheiten können schnell und sicher diagnostiziert und die unterschiedlichen Erreger mit all ihren Abweichungen sicher aufgespürt werden. Zusätzlich ist es dadurch möglich, die Wirkung von Medikamenten genau zu untersuchen und auf den Bedarfsfall abzustimmen.

Als Ausgangsmaterial für die Diagnose reichen winzige Spuren aus Blut- oder Mundschleimhautzellen. Als erstes legt man fest, auf welche Teile des Erbmaterials es ankommt, und vervielfältigt dieses unter Verwendung der PCR-Methode. Das Material wird dann auf den entsprechenden Gen-Chip aufgetragen und mit den dort vorhandenen Genabschnitten verglichen. Wenn eine Übereinstimmung vorliegt, bleibt die Erbinformation des Patienten genau an dieser Stelle »kleben« und kann optisch hervorgehoben werden.

Auf diese Weise lassen sich schnell und exakt Tumorzellen bei Krebs nachweisen, Mutationen des HI-Virus oder mögliche Erbkrankheiten eines Säuglings, um nur ein paar Beispiele zu nennen. Die Möglichkeiten sind bei weitem umfassender.

Gerade im Hinblick auf Diagnose und Therapie von Krebs erhoffen sich Wissenschaftler und Mediziner viel für die Zukunft. Derzeit wird an einem so genannten »Multi-Krebs-Chip« gearbeitet, der aus rund 150 000 DNA-Segmenten besteht und der es ermöglichen würde, immerhin die zwanzig häufigsten Krebsarten sicher zu diagnostizieren und zu charakterisieren.

Für eine rechtzeitige Therapie hätte dies unschätzbare Folgen. Denn je eher mit der passenden Behandlung einer Krankheit begonnen werden und je individueller sie auf den einzelnen Menschen abgestimmt werden kann, desto größer sind die Aussichten auf einen Heilerfolg.

Die moderne Medizin hat mittlerweile Möglichkeiten, einem Menschheitstraum zumindest näher zu kommen: ein längeres und gesünderes Leben.

# VI Gentherapie

## Hoffnung für die Zukunft oder Fluch?

Für viele ist bereits die Gentechnologie ein unheimliches Hexenwerk, dessen Ausmaße die menschliche Vorstellungskraft bei weitem überschreiten. Hier scheiden sich die Geister bei Medizinern und Wissenschaftern ebenso wie in den Lagern derjenigen, die auf politischer Ebene für Gesundheitsfragen zuständig sind. Die Diskussionen werden jedoch noch um einiges schärfer, wenn es um das Feld geht, das aus den Möglichkeiten der Gentechnologie entstanden ist: die Gentherapie.

Sie gilt als die eigentliche gesellschaftliche und medizinische Revolution, die vielleicht endlich den großen Menschheitstraum Realität werden lässt: länger und gesünder zu leben.

Wird uns die nahe Zukunft dieser Vision näher bringen? Werden damit auch genetisch bedingte Erkrankungen erfolgreich behandelbar und heilbar?

Hämophiliepatienten, Diabetiker und Krebspatienten können berechtigte Hoffnungen hegen, dass es eines Tages möglich sein wird, ihre Krankheit bereits in den Anfängen zu besiegen und sie ein normales Leben ohne Abhängigkeit von einer Dauermedikation leben zu können. Doch noch steckt die Gentherapie in den Kinderschuhen, der endgültige Durchbruch ist noch nicht in Sicht. Erschwert wird eine nüchterne

Prüfung der Situation durch die aufgeregte Behandlung dieses Themas in der Öffentlichkeit. Ein emotional neutraler und damit unbefangener Zugang zur Materie scheint schier unmöglich. Da keimen vage Ängste vor unkontrollierbaren Versuchen auf: Klone und Hybriden geistern in den Köpfen umher, wodurch das Vertrauen in die neue Technologie erschüttert wird. Wenn es bereits gelungen ist, ein künstliches Lebewesen wie das Schaf Dolly zu erschaffen, warum dann nicht auch Beamte, Funktionäre oder Angestellte – entworfen nach entsprechendem Bedarf? In breiten Teilen der Bevölkerung überwiegt das Gefühl der Gefährdung, ein möglicher Nutzen wird nun von Patienten und deren Angehörigen ersehnt.

Die Auseinandersetzungen um den Einsatz der Gentherapie gehen weit über nationale Grenzen hinaus.

Innerhalb Europas treffen Welten aufeinander, die anscheinend unversöhnlich sind. Der Ruf nach einem allgemeinen normativen Konsens wird laut, der den rechtlichen Umgang mit Gentechnik und Gentherapie einheitlich regeln soll. Gesetze werden gefordert, die unter Aufsicht einer spezialisierten Ethikkommission formuliert werden sollen. Eines wird sich gewiss als unumgänglich erweisen: Der Umgang mit Gentests muss tatsächlich einheitlich geregelt werden. Eine Ethikberatergruppe der Europäischen Kommission arbeitet denn auch schon geraume Zeit an einer Stellungnahme. Gerade Gentests werden sehr bald »die Medizin, Arbeitsbeziehungen und die sozialen Absicherungen revolutionieren. Selbst bei Schulkindern wird man danach suchen, ob schlechte Leistungen genetisch bedingt sind.« Das zumindest befürchtet die französische Bioethikerin Noelle Lenoir, die Präsidentin der Gruppe.

Sie gibt zu bedenken, dass derartige Tests »chronisch eingebildet Kranke schaffen: Menschen, die wegen ihrer Disposition so überwacht werden, als ob sie schon erkrankt wären. Da kommen ungeheure Kosten auf die Krankenkassen zu.«

In Frankreich ist man diesbezüglich besonders forschungsfreudig. Die Abtreibungspille ist inzwischen an den Schulen zugelassen und seit Ende November 1999 ist ein Test erlaubt, der die Überprüfung des genetischen Materials bei Embryonen außerhalb des Mutterleibes zulässt. Die so genannte Präimplantationsdiagnose (kurz PID) ist in den meisten europäischen Ländern noch verboten. Frauen, die schwere Erbkrankheiten bei ihrem Nachwuchs befürchten, werden von ihren Gynäkologen für derartige Tests immer noch nach Belgien geschickt. Es entwickelt sich daraus eine sehr merkwürdige Form des innereuropäischen Tourismus. Bislang gibt es innerhalb Europas Einigkeit nur darüber, dass Eizellen und Spermien nicht gehandelt werden dürfen. In Amerika wird das lockerer gehandhabt, hier kann man sich die guten Gene bereits über das Internet besorgen – ohne größere Probleme. Prinzipiell liegt die Schwierigkeit in Europa darin, dass jedes einzelne Land die Fragen Schwangerschaftsabbruch, Embryonenforschung und künstliche Befruchtung besonderen Gesetzen unterwirft. So genießen französische Embryonen im Reagenzglas beispielsweise keinen juristischen Schutz, da ihnen nicht der Status eines Individuums zuerkannt wird. Konsequenterweise gelten sie nicht als juristische Personen mit den entsprechenden Rechten.

Doch dies ist erst der Anfang. Inzwischen kann man Föten

schon in der Gebärmutter behandeln, und wann die PID in ganz Europa zugelassen wird, scheint nur noch eine Frage der Zeit. Manipulationen am Embryo und der Keimzelle sind keine Zukunftsvisionen mehr. Damit laufen die Ethiker und Gesetzgeber ständig Gefahr, den rasanten Entwicklungen der Forschung und Medizin hinterherzuhinken. Noch sind die vorzeigbaren Erfolge der Gentherapie eher spärlich. Französischen Ärzten ist es immerhin gelungen, bei Kindern mit genetisch bedingter Immunschwäche wesentliche Besserungen zu erzielen. Bei weiteren Fortschritten wird sich noch ein Problem stellen: Bislang ist nur die somatische Gentherapie zugelassen, jede Manipulation oder Einschleusung von genetisch verändertem Material in die Keimbahn ist verboten – aber wie lange noch?

Denn angenommen, Erbkrankheiten könnten in Zukunft durch die Gentherapie erfolgreich behandelt werden, würden die so Therapierten dennoch ihrerseits nach wie vor Kinder mit schweren Erbkrankheiten zeugen. Dies wäre nur zu vermeiden, wenn die Gentherapie direkt an den Eizellen oder den Spermien ansetzen würde, also in den Keimzellen. Dies bedeutet einen enormen Eingriff in die menschliche Natur und ermöglicht de facto auch erhebliche Missbrauchsmöglichkeiten von genetischem Material. Eventuelle Konsequenzen müssen deshalb bereits heute mit bedacht werden. Wenngleich die Keimbahnmanipulation bislang noch vehement abgelehnt wird, in Deutschland und Österreich sogar gesetzlich verboten ist, werden die Ergebnisse der internationalen Forschung auch in Europa als Thema auf die öffentliche Tagesordnung gesetzt werden.

## Somatische Gentherapie

Was versteht man nun unter Gentherapie und warum setzt die Medizin so große Hoffnungen auf sie?

Gentherapie bedeutet ganz allgemein »die Übertragung von neuem genetischen Material auf die Zellen eines Menschen mit einem therapeutischen Resultat«.

Ausgangssituation war die Überlegung, dass viele der erblichen und nichterblichen Erkrankungen die Folge von defekten Erbanlagen sind. Man suchte also nach Wegen, um verschiedene Krankheiten ursächlich zu behandeln oder sogar zu heilen. Naheliegenderweise forscht man deshalb nach Methoden, gesunde Gene in die Zellen zu verpflanzen. Dies schien von dem Zeitpunkt an möglich, als es gelang, fremde Gene in Säugerzellen einzuschleusen und die Fremdzellen als »Proteinfabriken« zu benutzen. Warum sollte man dann nicht auch Gene direkt in die menschlichen Zellen übertragen? Dieses Unterfangen ist gelungen und wird bei manchen Erkrankungen schon angewandt. Während es bei der bereits erwähnten Keimbahntherapie starke ethische Bedenken gibt, wird die somatische Gentherapie als unbedenklich eingestuft. Wissenschafter und Ethiker begreifen sie als eine Sonderform der Organtransplantation. Während mit einem Spenderorgan – einem Herzen oder einer Niere –, das aus unzähligen Zellen besteht, auch die gesamten Erbinformationen auf den Empfänger übertragen werden, erhält bei der Gentherapie der Empfänger lediglich einzelne Erbinformationen.

Man unterscheidet zwei Formen der somatischen Gentherapie: die Therapie ex-vivo und in-vivo.

Bei der Behandlung außerhalb des Körpers (ex-vivo) werden dem Organismus Körperzellen entnommen, im Labor mit einem entsprechenden Gen ausgestattet und anschließend dem Organismus wieder eingepflanzt. Bei der Gentherapie im Körper (in-vivo) wird das veränderte Gen direkt in den Körper des Patienten eingeschleust.

Die gängigsten Methoden sind bislang die injektive Einführung durch Injektionen und die Aufnahme des Materials durch Inhalationen, also durch die Schleimhäute.

## Ein Blick zurück

Der Einsatz von Genen zu therapeutischen Zwecken gehört zu den jüngsten Errungenschaften der Medizin.

Erste Überlegungen zu dieser revolutionären Behandlungsform gehen auf das Jahr 1968 zurück. Damals reichte der amerikanische Wissenschafter W. French Anderson beim renommierten »New England Journal of Medicine« einen Artikel ein, der den Titel »Gegenwärtige Möglichkeiten zur Behebung genetischer Defekte« trug. Anderson führte darin seine Überlegungen zu gentherapeutischen Möglichkeiten aus.

Die Herausgeber lehnten eine Veröffentlichung ab, mit der Begründung, der Artikel enthalte zwar heftigen Zündstoff, sei ungemein interessant, bewege sich aber rein im spekulativen Bereich.

Es sollte 22 Jahre dauern, bis aus dieser Spekulation Realität wurde. W. French Anderson war inzwischen als Wissenschaftler am NIH – dem National Institute of Health –

beschäftigt. Gemeinsam mit seinen Kollegen Michael Blaese und Kenneth Culver übertrug er dem damals vierjährigen Mädchen Ashanti DeSilva weiße Blutzellen, die vorher entsprechend präpariert worden waren: Die Wissenschafter hatten die Zellen mit einem Gen ausgestattet, das Ashanti fehlte; sie litt an einer schweren, normalerweise tödlich endenden Erbkrankheit. Fünf Jahre Laborarbeit und ein dreijähriges Zulassungsverfahren waren für diesen Schritt erforderlich.

Mit diesem Fall, der nicht nur in der medizinischen Fachpresse international für Furore sorgte, begann die Gentherapie am Menschen.

Was war geschehen? Ashanti wurde im Jahre 1986 mit einem schweren genetischen Defekt geboren. Ihr Organismus war nicht in der Lage, den lebenswichtigen Stoff Adenosin-Desaminase – kurz ADA – zu bilden. Wenn diese Möglichkeit fehlt, dann kommt es im Organismus in der Folge zu einer schädlichen Anreicherung von Stoffwechselprodukten. Zusätzlich werden wichtige Bestandteile der Immunabwehr, insbesondere die T-Zellen (Helferzellen), zerstört. Ohne diese Zellen ist es dem Organismus nicht möglich, eine Immunabwehr aufzubauen; er verliert jeden Schutz und ist allen Angriffen hilflos ausgeliefert.

Die betroffenen Patienten müssen von allen Bakterien und Viren abgeschirmt werden, und selbst dann ist ihre Überlebensdauer gering.

Bekannt wurde diese seltene Erkrankung durch den kleinen amerikanischen Jungen David, der bis zu seinem frühen Tod mit zwölf Jahren in einem keimfreien Plastikzelt leben musste.

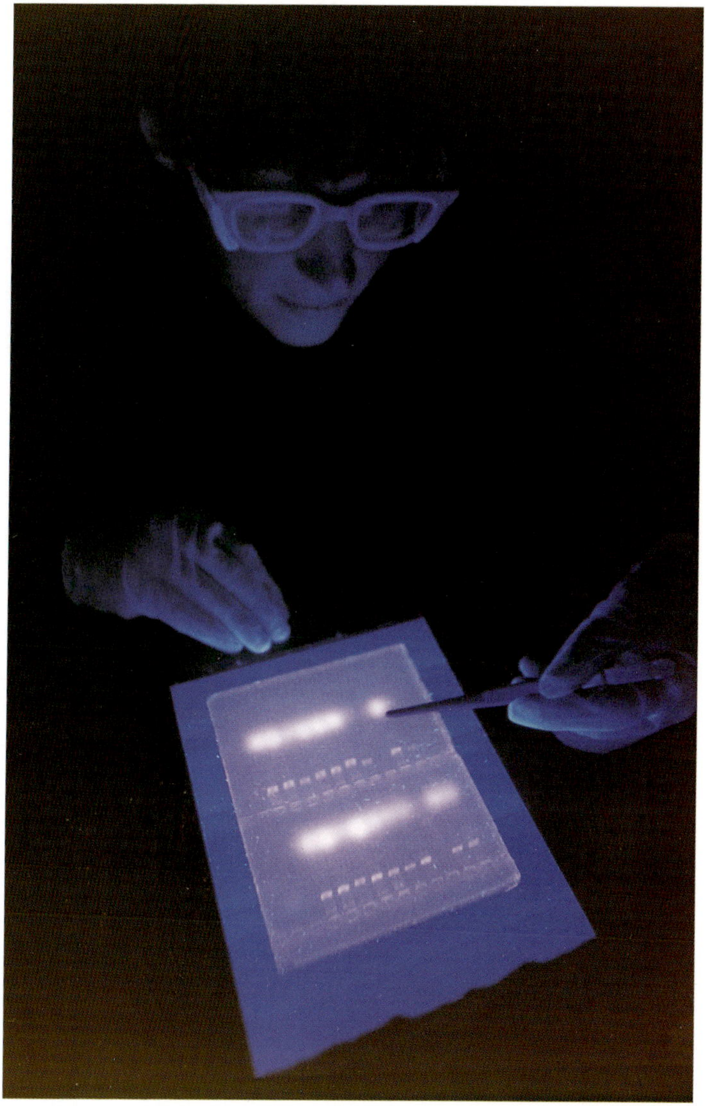

*WISSENSCHAFTERIN BEI DER ANALYSE VON ERBMATERIAL*

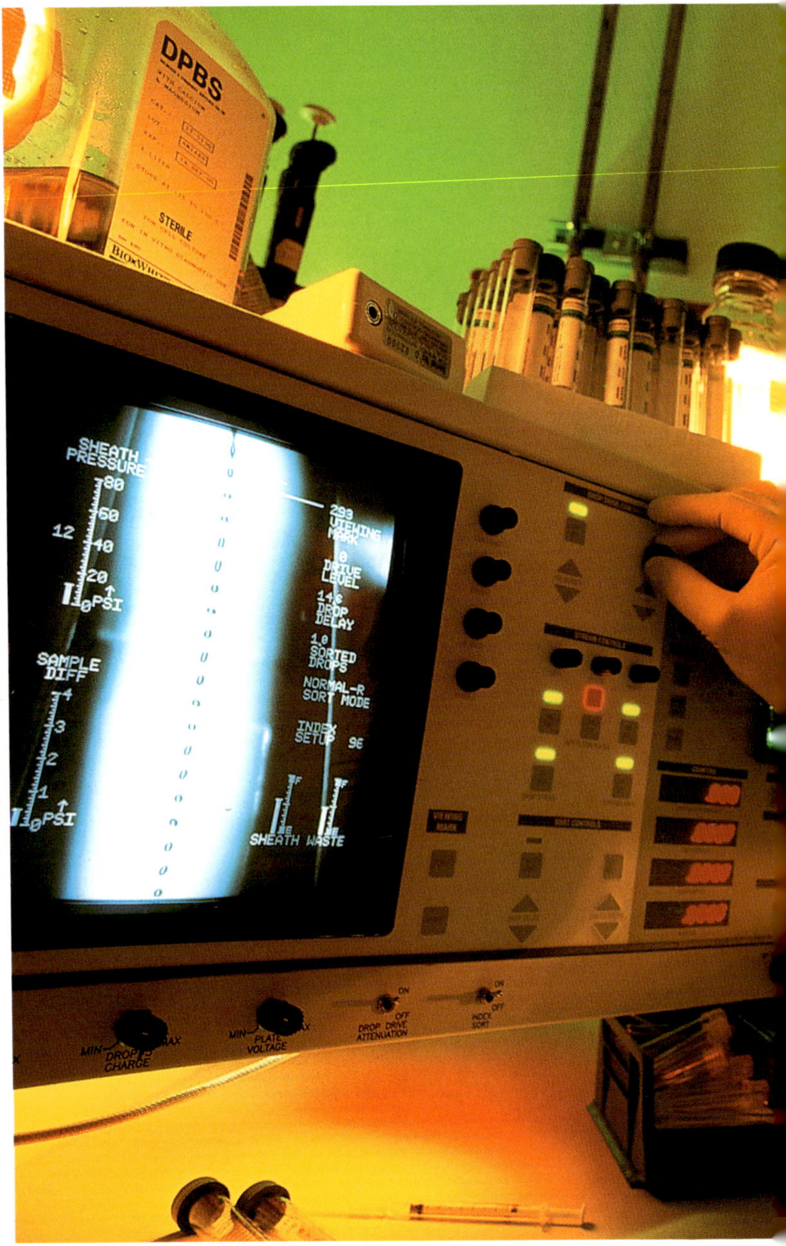


*GENOMANALYSE: HIER WERDEN ZELLEN ISOLIERT, AUS DENEN*

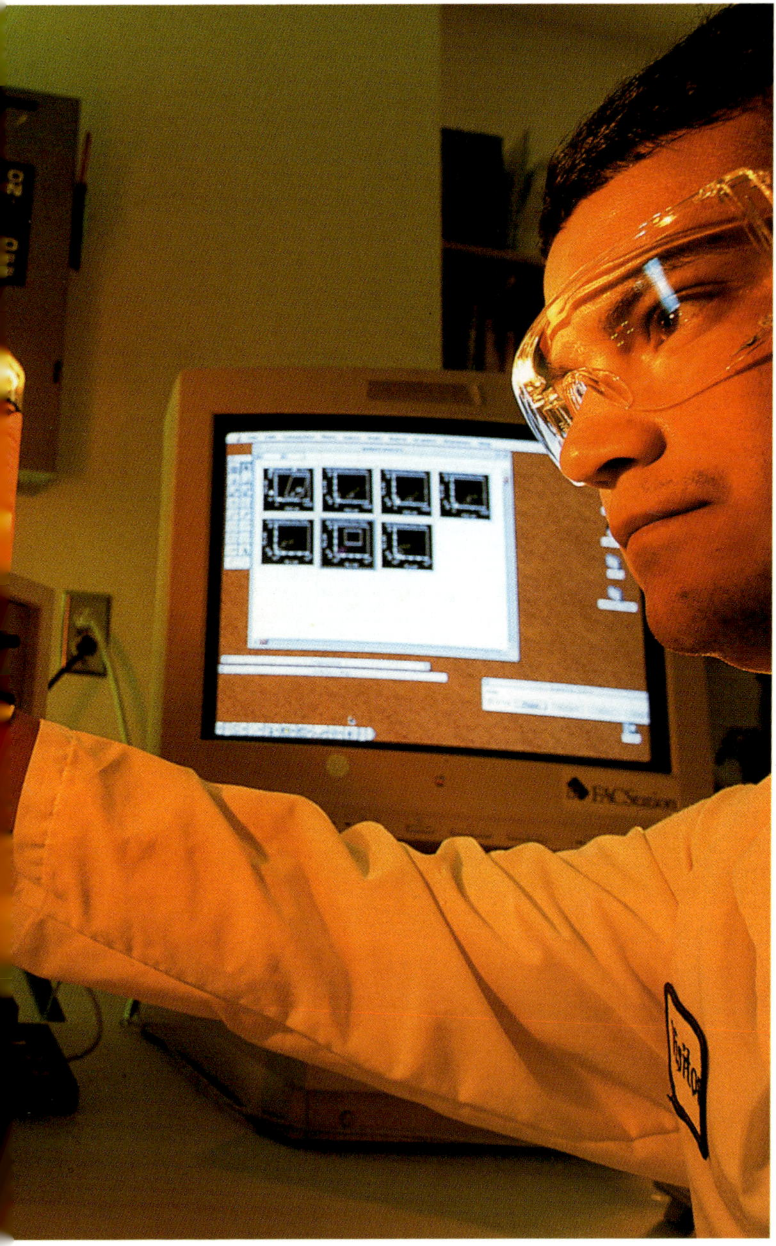

*ANSCHLIESSEND ABSCHNITTE DER ERBSUBSTANZ GEWONNEN WERDEN*

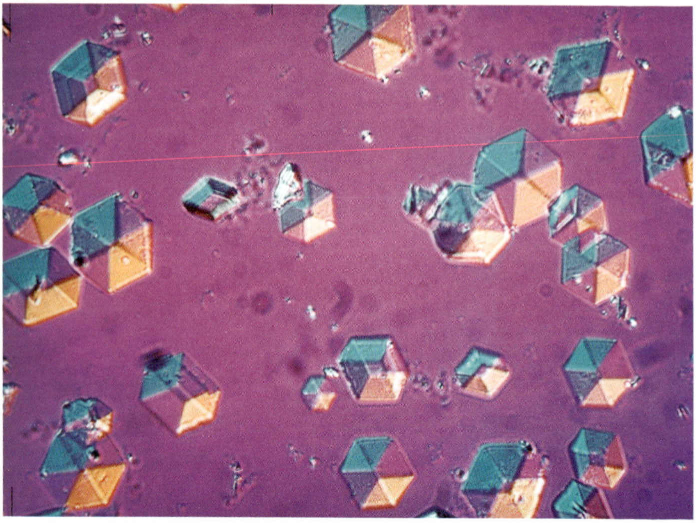

*OBEN: KRISTALL DES GENETISCH HERGESTELLTEN HUMAN-INSULINS*

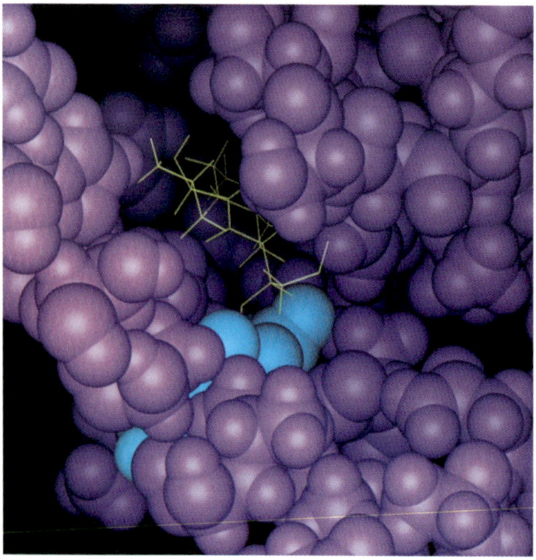

*LINKS: WIRKSTOFF-DESIGN AM COMPUTER*

Im Laufe der 80er Jahre hatte man in Labortests und Tierversuchen bewiesen, dass es möglich war, das gesunde ADA-Gen mittels Retroviren in defekte Zellen einzuschleusen und diese Zellen damit zu veranlassen, gewissermaßen extern das lebenswichtige Enzym zu produzieren. Mit dem Fall Ashanti gelang es erstmals einem Menschen weiße Blutzellen wieder zuzuführen, die man vorher entnommen und mit dem intakten ADA-Gen versehen hatte. Das Mädchen erhielt über einen Zeitraum von zehn Monaten acht Infusionen mit genetisch veränderten Zellen. Das Resultat: Ihr ADA-Spiegel stieg in dieser Zeit von zwei auf 25 Prozent. Daraufhin folgte eine Phase von sechs Monaten, in denen keine Gentherapie durchgeführt wurde. Dann folgte eine erneute Phase mit Infusionen. Ashanti ist heute 13 Jahre und führt ein vollkommen normales Leben, sie geht zur Schule, treibt Sport und unterscheidet sich in ihrer Entwicklung nicht von anderen gleichaltrigen Kindern.

Auch ein anderes Mädchen, das als Neunjährige zum gleichen Zeitpunkt behandelt wurde, führt heute ein normales Leben.

Allerdings geben Wissenschafter zu bedenken, dass man durch diese Erfolge nicht umfassend beurteilen kann, was die Gentherapie wirklich zu leisten vermag. Denn alle Kinder mit dieser Erbkrankheit, die bisher in Amerika und Europa auf diese Weise therapiert wurden, erhielten zusätzlich Injektionen mit einem synthetisch hergestellten ADA-Enzym. Dieser Auflage mussten sich die Wissenschafter beugen, um die Kinder auf keinen Fall einem unnötigen Risiko auszusetzen.

Heute ist man bei der Behandlung dieser Erkrankung noch einen Schritt weiter. 1993 gelang es wiederum amerikanischen Wissenschaftern, einen weiteren Durchbruch zu erreichen. Michael Blaese vom NIH und Donald Kohn vom Los Angeles Children's Hospital entnahmen drei männlichen Säuglingen mit erwiesenem ADA-Mangel kurz nach der Geburt Stammzellen aus dem Blut der Nabelschnur. Aus solchen pluripotenten (»viel könnenden«) Zellen entstehen alle Blutzellen. Die beiden Wissenschafter injizierten gesunde ADA-Gene in die defekten Stammzellen der Kinder und transportierten die so veränderten Zellen in den Organismus zurück. Die veränderten Stammzellen sollten dafür sorgen, dass ständig neue weiße Blutzellen hergestellt werden. Eine Langzeitbeobachtung der kleinen Jungen ergab, dass das veränderte Gen noch nach Jahren in den weißen Blutzellen nachgewiesen werden konnte. Damit war man in der Lage, die Dosis der zusätzlichen Therapie mit synthetischem ADA-Enzym auf ein Viertel zu reduzieren. Seitdem setzt die Wissenschaft auf derartige gentherapeutische Reparaturmaßnahmen auch bei anderen Bluterkrankungen, wie beispielsweise bei den unterschiedlichen Formen von Leukämie. Die Gentherapie von Blutstammzellen gilt auf diesen Gebieten als sehr chancenreich.

Aber bleiben wir noch kurz beim Fall Ashanti. Er war bahnbrechend für die Medizin.

Die positiven Resultate lösten weltweit einen Boom wissenschaftlicher Studien zur Gentherapie aus.

Aktuell laufen international rund 300 solcher Studien, 327 mit rund 3100 Patienten wurden insgesamt von entsprechenden Stellen genehmigt.

Bislang werden vor allem Gentherapien für Patienten entwickelt, für deren Erkrankungen es mit konservativen Methoden keine zufrieden stellenden Lösungen gibt. Über 80 Prozent der derzeit genehmigten klinischen Studien versuchen sich an neuen Behandlungsmethoden gegen Aids und Krebs. Hinzu kommen Forschungen zu anderen genetischen Defekten, wie etwa Mukoviszidose, Muskeldystrophie (Muskelschwund) oder Herz-Kreislauf-Erkrankungen.

Das Gros der international durchgeführten Studien befindet sich noch in der Phase I. Hier wird die Sicherheit einer Therapie geprüft. Die Phase II klinischer Prüfung befasst sich mit der Wirksamkeit einer Therapie. Dazu müssen Forscher und Ärzte die optimale Dosis ermitteln. In der Phase III, der letzten Hürde vor einer Zulassung, muss die Wirksamkeit einer Therapie bewiesen werden. Dafür ist es notwendig, mögliche Nebenwirkungen herauszufinden. Sicherheit und signifikante Vorteile gegenüber anderen Therapien müssen belegt werden, ebenso, ob die Anwendung einer Therapie überhaupt praktikabel ist. Bisher erreichte jedoch erst eine einzige gentherapeutische Studie die Phase III. Sie befasste sich mit der Behandlung eines besonders schnell wachsenden Hirntumors. Allerdings wurde diese Studie abgebrochen, da die erhofften Resultate nicht erzielt werden konnten. Spitzenreiter in diesem Forschungsfeld sind eindeutig die USA, derzeit laufen dort 240 Versuchsreihen gegenüber 70 in Europa.

In Deutschland wurden derartige Studien erst relativ spät genehmigt. Sie begannen erst 1994 an den Universitäten Berlin und Freiburg. Augenblicklich laufen 14 solcher Prüfungen. Der Großteil befasst sich mit möglichen Therapien gegen bösartigen Hautkrebs.

Seit Juni 1999 ist in Freiburg eine Gentherapiestudie in die Phase III eingetreten, sie überprüft eine mögliche Therapie gegen Eierstocktumore.

Die Öffentlichkeit und die Betroffenen müssen sich also darauf einstellen, dass die Gentherapie noch in einem experimentellen Stadium steckt. Bislang ist es noch nicht gelungen, eine der aufgeführten Erkrankungen wirklich auf diese Weise zu behandeln oder gar zu heilen. Mitte der 90er Jahre begann man die neue Technologie etwas realistischer zu betrachten, als insbesondere der Kampf gegen Tumorerkrankungen herbe Enttäuschungen brachte. International setzte sich die Erkenntnis durch, dass es auf dem Weg zu einer sicheren und erfolgreichen Gentherapie noch einige grundsätzliche Probleme zu bewältigen gilt. Unter anderem muss geklärt werden, welches »Transportmittel« die Gene am besten in den Organismus einschleusen kann.

## Voraussetzungen für eine erfolgreiche Gentherapie

Um Erbkrankheiten oder Krankheiten in Folge genetischer Defekte erfolgreich behandeln zu können, benötigt man eine umfassende Kenntnis sämtlicher Gene, gewissermaßen eine »Genkarte«. Im Augenblick geht man davon aus, dass der Mensch zwischen 50 000 und 100 000 unterschiedliche Gene aufweist. Zu ihrer Bestimmung wurde 1990 das internationale Humangenomprojekt gegründet, auf das im nächsten Kapitel noch näher eingegangen wird. Die Wissenschafter zeigen sich zuversichtlich, dass man bereits im Jahre 2003 sämtliche menschlichen Gene kartographiert haben wird, womit die Reihenfolge aller 3,5 Milliarden Basenpaare der menschlichen DNA bestimmt werden kann.

Wenn diese Aufgabe erfolgreich abgeschlossen ist, erwarten insbesondere die Mediziner endgültige therapeutische Durchbrüche. Denn dann wird es möglich sein, jene Krankheiten frühzeitig zu diagnostizieren und erfolgreich zu behandeln, die auf einem Defekt von Genen beruhen. Zudem verspricht sich die Wissenschaft viel von der Erkenntnis darüber, wie die Informationen des menschlichen Erbgutes aufeinander abgestimmt sind und wie sie untereinander funktionieren.

Darüber hinaus bedarf es aber noch weiterer Grundvoraussetzungen: Zum einen müssen die Übertragungssysteme für die Gene optimiert werden – es muss garantiert werden können, dass die eingeschleusten Gene an ihrem Bestimmungsort auch zuverlässig und einwandfrei arbeiten. Zum andern muss dafür Sorge getragen werden, dass die Arbeit des Gens im Inneren des Zellkerns auch reguliert werden kann. Davon werden Erfolg, Sicherheit und Zukunft der Gentherapie abhängen.

## Das optimale Transportmittel für Gene

Gene werden mittels Vektoren in die entsprechenden Zellen eingeschleust. Derzeit unterscheidet man zwei übergeordnete Systeme der Genübertragung: Gentransfer mit und ohne Viren.

### *I. Gentransfer ohne Viren*

Hier gibt es sehr unterschiedliche Methoden, die veränderte DNA in die gewünschten Zellen zu transportieren.

Eine davon ist die so genannte Mikroinjektion. Dabei wird die Erbsubstanz mit einer Hohlnadel direkt in den Zellkern gespritzt. Ein spezieller Teil der Zelle nimmt dann das Fremdgen auf und produziert das gewünschte Protein.

Eine andere Möglichkeit besteht darin, die gewünschte Information mit Hilfe von Liposomen in die Zelle zu schleusen.

Unter Liposomen versteht man winzig kleine, künstlich hergestellte Kügelchen, die aus einer ähnlichen Substanz bestehen wie die körpereigene Zellmembran. Sie fungieren wie ein trojanisches Pferd, indem sie die Fremd-DNA in ihrer Mitte zu den Zellen transportieren. Dort verbinden sie sich mit der Zellmembran und geben das transportierte Gen in den Zellkern ab. Dieser nimmt die vermittelte genetische Information auf und produziert wiederum das gewünschte Protein. Inzwischen haben sich etwas luxuriösere Transportvehikel etabliert: die Lipoplexe. Es handelt sich dabei um positiv geladene Fette.

Die Lipoplexe werden bereits in Gentherapien gegen Hautkrebs und gegen Mukoviszidose eingesetzt. Allerdings ist dieses Transportverfahren noch nicht effektiv genug, da die genetische Fracht nicht zuverlässig abgeliefert wird. Daher arbeitet man an weiteren Optimierungen. Man versucht, bereits in die Hülle der Lipoplexe bestimmte Proteine einzubauen, die dafür sorgen sollen, dass die Lieferanten ihr Material gezielt an die gewünschte Adresse transportieren. Dieses Verfahren ist vergleichbar mit unserem postalischen System.

Aber damit nicht genug. Auch die »Elektroporation« und

das »Zell-Bombardement« sind Beispiele für nonviralen Gentransfer.

Bei der ersten Methode werden Zellen mit fremder DNA vermischt und einem elektrischen Feld ausgesetzt. Es kommt gewissermaßen zu einem Elektroschock, der zur Folge hat, dass sich für Momente einzelne Poren in der Zellmembran öffnen. Durch die winzigen Öffnungen gelangt die DNA in das Innere der Zellen. Damit hat man zwar eine sehr sichere und wirkungsvolle Übertragung der Erbsubstanz zur Hand, von Nachteil aber ist der hohe Bedarf nach ungleich vielen solcher Zellen, da nur relativ wenige dieses eher rüde Verfahren überleben.

Die bislang beschriebenen Transportverfahren werden alle ex-vivo durchgeführt.

Anders verhält es sich mit dem »Zell-Bombardement«. Hier ist es denkbar, eine Therapie auch in-vivo durchzuführen, also die DNA direkt in die menschlichen Gewebe- und Organzellen zu bringen. Obgleich es sich um nur mikroskopisch wahrnehmbare Vorgänge handelt, mutet das Verfahren äußerst martialisch an. Denn für dieses Unterfangen wurde eigens eine »DNA-Partikel-Kanone« entwickelt. Winzige »Kanonenkugeln« aus Wolfram oder Gold werden mit DNA beschichtet. Die so präparierten Kügelchen werden gezielt auf das Zellgewebe geschossen und erreichen tatsächlich die anvisierte Zelle. Dort löst sich die DNA von der Kugeloberfläche und bewegt sich dann Richtung Zellkern.

Eine weitere, wesentlich direktere Methode der Übertragung ist die DNA-Injektion.

Im Tierversuch konnte nachgewiesen werden, dass die Erbinformationen derartiger Direktinjektionen in die Muskelzellen von speziell gezüchteten Mäusen tatsächlich verwertet und als Eiweißproduktion umgesetzt werden. Von dieser Methode verspricht man sich einiges, etwa bei der Behandlung progredienten Muskelschwundes. Man könnte sich vorstellen, präparierte Bausteine aus synthetisch hergestelltem Erbgut direkt in die Muskeln zu spritzen, um vor Ort die erforderliche Menge an therapeutischem Protein zu liefern.

Auch bei anderen Krankheitsbildern böte sich diese Methode an: Amerikanischen Wissenschaftern gelang es vor kurzem, die so genannte nackte DNA unter einem gewissen Druck direkt in erkrankte Herzgefäße einzuschleusen. Das Ergebnis konnte sich sehen lassen. Nun hofft man, künftig eine sichere und wirkungsvolle Möglichkeit zu bekommen, Herz-Kreislauf-Erkrankungen ohne große Nebenwirkungen erfolgreich behandeln zu können.

Eine weitere Optimierung sieht die Wissenschaft im Einsatz von künstlichen Chromosomen, einem sehr jungen Verfahren, das amerikanische Forscher 1997 publik machten. Hierzu werden Chromosomen im Labor gezielt mit bestimmten Erbinformationen ausgestattet. Das hat den Vorteil, dass mit einem Vorgang gleich mehrere genetische Informationen eingeschleust werden können. Außerdem sind diese Kunstprodukte mit Eigenschaften ausstattbar, die es ihnen erlauben, sich ohne größere Schwierigkeiten der neuen Umgebung anzupassen. Man erwartet daher, dass sie zuverlässig und sicher das gewünschte Produkt herstellen.

### *II. Sicherer Gentransfer durch Viren*

Ein besonderes Augenmerk der Wissenschaft richtet sich auf die Viren. Sie gelten als sehr zuverlässig hinsichtlich des Transportes von Genen, da es ihrer Aufgabe entspricht, Gene in fremde Zellen zu übertragen. Allerdings müssen für die Gentherapie taugliche Viren erst ihres Grundcharakters beraubt werden: Krankheitserreger zu sein. Erst wenn sie diesbezüglich unschädlich geworden sind, kann man sie mit den erforderlichen Genen ausstatten. Man nimmt an, dass auch die so veränderten Viren ihrer normalen Aktivität nachgehen, nämlich Zellen zu infizieren und dabei die erwünschten Erbanlagen im Zellkern zurückzulassen.

Besonders geeignet für einen viralen Gentransfer sind die so genannten Retroviren. Ihre Gene befinden sich in der RNA, der Ribonukleinsäure. Befällt ein Retrovirus eine Zelle, transkribiert diese eine bestimmte Information zurück in die DNA, in diesem Falle den Befehl, neue Viren zu erstellen. Die Zelle kommt dieser Anordnung nach und produziert somit fremde Genprodukte.

Um nun ein Retrovirus für gentherapeutische Zwecke umzurüsten, werden die Gene entfernt, die das Virus eigentlich zu seiner Vermehrung benötigt. Dafür werden menschliche Gene eingebaut. Trifft ein umgebautes Virus auf eine Zelle, dann produziert es auch hier, was man ihm aufgetragen hat.

Durch den Transkriptionsvorgang werden die transportierten Gene direkt in das Erbgut der Wirtszelle eingebaut. Unangenehmerweise integriert das Retrovirus die entsprechenden Gene eher zufallsorientiert. Somit können eventuelle Störungen des genetischen Materials der Wirtszelle nicht ausgeschlossen werden.

Eine andere Virenart, die sich gentherapeutisch gut einsetzen lässt, sind die Adenoviren. Bei diesen Viren besteht das Erbmaterial ebenfalls aus DNA. Sie zeichnen sich dadurch aus, dass sie sehr viel fremdes genetisches Material aufnehmen können. Aber auch hier gibt es eine Kehrseite: Häufig sind die von Adenoviren übertragenen Gene in den Empfängerzellen nur sehr kurz aktiv. Entweder werden sie gar nicht erst eingebaut, oder sie erzeugen eine so starke Abwehr, dass sie vom Immunsystem schon identifiziert und vernichtet werden, bevor sie ihre Aufgabe überhaupt zu erfüllen beginnen.

Dieses Problem hat man durch die Adeno-assoziierten Viren zwar behoben, sie sind zudem überaus zuverlässig im Abliefern und Einbauen ihrer Chromosomenfracht. Aber sie sind bedauerlicherweise so klein, dass sie nur sehr wenig genetisches Material transportieren können.

Obwohl auf dem gesamten Sektor unermüdlich geforscht wird, hat man doch bislang noch keinen gänzlich zufrieden stellenden Vektor gefunden. Nichtsdestotrotz haben die Gentherapeuten sehr genaue Vorstellungen davon, wie ein solcher Vektor nach Maß idealerweise aussehen sollte: Er müsste über die Eigenschaft verfügen, nur ganz bestimmte, genau vorgegebene Zellen zu identifizieren und das fremde Gen sicher und zuverlässig an einer genau definierten Stelle im Erbgut einzubauen. Dort sollte das Gen möglichst lange verbleiben, um über einen großen Zeitraum das gewünschte Produkt korrekt herzustellen. Dabei sollte die körpereigene Abwehr auf keinen Fall aktiviert werden.

Inzwischen scheint es fraglich, ob es so einen »Designervektor« jemals geben wird. Experten gehen aber davon aus, dass man zumindest über einen großen Pool unterschiedlicher Vektoren verfügen wird, aus dem das passende Genvehikel je nach Bedarf ausgewählt werden kann. Jeder einzelne Zellentyp und jedes zu behandelnde Krankheitsbild haben nämlich ihren spezifischen Charakter, der ein eigenes, abgestimmtes Transfersystem erfordert. Ein für alle gleichermaßen anwendbares, optimales Übertragungssystem hält man gegenwärtig mehrheitlich für ausgeschlossen.

Noch hat die Gentherapie das Versuchsstadium nicht überwunden. Bisher ist es nur möglich, fremde Gene in Zellen einzuschleusen und sie dazu zu bringen, dort ihre Arbeit zu verrichten. Wenngleich allzu große Nachteile für die behandelten Patienten ausgeblieben sind, so ist umgekehrt die Habenseite dürftig. Wirkliche Heilerfolge sind selten, aber der Durchbruch ist in greifbare Nähe gerückt. Der amerikanische Molekularbiologe Inder Verma vom Salk Institute in San Diego fand Mitte der neunziger Jahre einen sehr anschaulichen Vergleich, indem er die Gentherapie mit der Ausgangssituation verglich, der die Gebrüder Wright ausgesetzt waren. Sie begannen 1900 mit Modellflugversuchen und ersten Gleitflügen und starteten 1903 mit ihrem ersten Motorflug, der damals gerade einmal in 36 Meter Höhe führte und 12 Sekunden dauerte. Sie gelten als die Pioniere des Motorfluges. Verma befand: »Sie konnten sich mit ihrem Gefährt 50 Fuß in die Luft erheben. Aber das war natürlich kein Flugzeug, in das man einsteigen würde.« Ähnlich könnte es sich mit der Entwicklung der Gentherapie verhalten.

Ein anderer amerikanischer Molekularbiologe, Theodore Friedmann, Direktor des Gentherapieprogramms der Universität Kalifornien, beschreibt die derzeitigen Erfolge zwar als »ernüchternd, doch wäre es falsch, an der großen Zukunft der Gentherapie zu zweifeln«. Seiner Auffassung nach befindet sie sich in der Phase eines »ersten Vortastens der Wissenschafter in eine schwierige neue Technologie, deren Hindernisse gewaltiger sind, als viele von uns erwartet hatten«.

Dennoch gibt es auch heute schon Krankheiten, bei denen die laufenden klinischen Studien positive Erwartungen nahe legen. Insbesondere wenn es keine oder kaum Erfolg versprechende andere Therapiemöglichkeiten gibt, scheint schon heute bei einzelnen Patienten der Versuch einer Gentherapie gerechtfertigt. Wie erfolgreich die neuen Ansätze wirklich sind, kann allerdings erst in Langzeitstudien nachgewiesen werden.

## Mukoviszidose

Wir sind dieser erblich bedingten Lungenkrankheit bereits im Kapitel »Arzneimittel einer neuen Generation« begegnet. Obgleich es dank gentechnologischer Methoden inzwischen Medikamente gibt, welche eine deutlich verbesserte Behandlung ermöglichen, sterben die meisten der Betroffenen immer noch vor Vollendung ihres dreißigsten Lebensjahres.

Seit 1998 kennt man die genetische Ursache für die Erkrankung: eine Mutation des CFTR-Gens (cystic fibrosis transmembrane conductance regulator). Nur drei von insgesamt 4 500 genetischen Buchstaben des eigentlichen Gens fehlen. Dieser kleine Defekt reicht aus, den Wasser- und Salzaustausch der Zellen erheblich zu behindern. Dadurch entsteht in Bronchien, Lungen und Darm der zähe, dickflüssige Schleim, für den diese Erkrankung so berüchtigt ist.

Im Oktober 1993 konnte man in einer amerikanischen Fachzeitschrift lesen, dass der Wissenschafter Michael Welsh erstmals drei Patienten gentherapeutisch behandelt hatte, indem er nämlich im Huckepackverfahren Adenoviren mit dem intakten Gen in die Zellen der Nasenschleimhaut eingeschleust hatte. Zwar konnte eine deutliche Verbesserung des Salzaustausches festgestellt werden, aber die Adenoviren sorgten für eine so heftige Immunreaktion, dass dieser Ansatz nicht weiter verfolgt wurde. Man sucht auch hier immer noch nach einem optimalen Gentransfer, geht aber davon aus, dass die Mukoviszidose zu den ersten Erkrankungen gehören wird, die gentherapeutisch heilbar sein werden.

## Muskeldystrophie

Der Muskelschwund gehört zu jenen monogenetisch vererbbaren Erkrankungen, deren Ursachen man relativ früh identifiziert hat. Derzeit kennt man rund 3 000 Krankheiten, die auf dem Defekt oder der Veränderung nur eines einzigen Gens beruhen. Solche Krankheiten scheinen für eine Gentherapie besonders geeignet, da hier nur eine einzige Information ausgetauscht werden muss. Bei der Duchenne-Muskeldystrophie, benannt nach dem französischen Arzt, der sie erstmals beschrieb, führt der genetische Defekt dazu, dass das Eiweiß Dystrophin entweder gar nicht oder nur unzureichend gebildet wird. Die Muskulatur benötigt jedoch dieses Protein zu ihrer Festigung. Bei einem Mangel oder gar

Fehlen des Stoffes halten die Muskelfasern selbst kleinsten Belastungen nicht stand, sie reißen, Muskelzellen sterben ab. Je nachdem wie stark der genetische Defekt ausgebildet ist, kommt es mittel- bis langfristig zu progredientem Muskelschwund.

Obwohl dies alles bekannt war, erwies es sich als überaus schwierig, der Krankheit gentherapeutisch beizukommen, denn es war nicht möglich, das veränderte Gen in den Abermillionen von Muskelzellen erfolgreich auszutauschen.

Im April 1999 ließ eine Publikation in der renommierten amerikanischen Fachzeitschrift »Nature Medicine« aufhorchen: Wissenschaftern der University of Pennsylvania war offensichtlich eine neue Genübertragungsmethode gelungen, die sich auch für die Behandlung anderer Muskelerkrankungen anzubieten schien. Das gesunde Gen wurde in Adenoassoziierte Viren eingeschleust und anschließend direkt in die Blutbahn gespritzt. Man erwartete, dass sich die Gene durch den Blutkreislauf optimal im gesamten Organismus verteilen, irgendwann aus den Muskelzellen austreten, in die Muskulatur eintreten und so das Gen in den Muskelzellen hinterlassen. Doch die Rechnung ging nicht ganz auf: Die Viren sind zwar winzig klein, aber leider nicht klein genug, um ohne weiteres die Blutgefäße zu verlassen. Es musste nachgeholfen werden. Die Forscher spritzten gleichzeitig Histamin, ein natürliches Eiweiß, das die Wände der Gefäße durchlässiger macht, sodass die Viren leichter passieren können. Im Tierversuch erwies sich diese Methode als Erfolg versprechend. Gleichzeitig wurde dadurch erneut offenbar, wie entscheidend das richtige Vektorsystem für den gentherapeutischen Erfolg ist.

## Krebs

Man weiß inzwischen, dass auch Krebs die Folge von defekten Genen sein kann, wobei jede Tumorart einen eigenen genetischen Fehler aufweist. Während der Pathologe und Onkologe Rudolf Virchow den Krebs als »reinen Albtraum« beschrieb, bezeichnen ihn die Forscher von heute als »molekularen Unfall«: Aus irgendwelchen Gründen verändern sich Erbanlagen, die eigentlich die Zellteilung regulieren sollten, in eine Richtung, die das Wachstum der Zelle vollständig außer Kontrolle geraten lässt.

Onkologen machen dafür in erster Linie zwei Gene verantwortlich: die Onkogene und die Tumorsupressor-Gene.

Die ersten, deren Name von der griechischen Bezeichnung für »Geschwulst« abgeleitet wurde, sorgen für die Bildung bestimmter Proteine, die der Förderung der Zellteilung dienen. Die zweiten supprimieren (unterdrücken) die Zellteilung. Ein nicht nur in Fachkreisen berühmter Vertreter der Tumorsupressor-Gene ist p 53, manchen vielleicht besser bekannt als »Hüter des Erbgutes«. Dieses Gen trägt seinen Namen nicht von ungefähr. Denn es spielt offensichtlich eine herausragende Rolle bei der Regulierung der Zellteilung.

Jede Zelle, die sich teilen will, braucht die Zustimmung von p 53. Diese hängt davon ab, ob sich die Zelle gesundheitlich in einem so akzeptablen Zustand befindet, dass sie das »o.k.« zur Teilung bekommt. Wenn nicht, wird das Zellteilungsprogramm rechtzeitig gestoppt und die Zelle hat ausreichend Gelegenheit, ihr eigenes Reparaturprogramm zu aktivieren. Gelingt das nicht, so veranlasst p 53 die Apoptose, gewissermaßen ein zelluläres Selbstmordprogramm, damit die defekten Zellen ihre Erbinformationen nicht weitergeben können.

Gefährlich wird es, wenn p 53 selbst einen Defekt aufweist. Dann hindert es krankhafte Zellen nicht mehr an der ungehinderten Vermehrung. Bei fast 50 Prozent aller Krebsformen hat man einen Defekt an Gen p 53 feststellen können. Für Gentherapeuten besteht also die zentrale Herausforderung darin, diesen Defekt zu beheben und damit die ungehemmte Teilung zu stoppen. Sie versuchen das Gen entweder zu imitieren, zu reparieren oder auszutauschen.

Das wurde erstmals 1997 im Cancer Center in Houston, Texas, an Patienten mit Lungenkrebs versucht. Vorher hatte man große Teile des Tumors operativ entfernt und das intakte Gen mit Hilfe von Viren in das restliche Tumorgewebe eingeschleust. Bei manchen Patienten zeigte das positive Effekte, aber nicht im erhofften Ausmaß.

Weitere Versuche mit p 53 laufen derzeit bei Patientinnen mit Gebärmutterkrebs. Bei 60 Prozent der betroffenen Frauen treten p 53-Defekte auf. Wissenschafter der University of California transferieren mittels Adenoviren das intakte Gen in die Tumorzellen. Immerhin vermelden die Ärzte einen 50-prozentigen Tumorrückgang bei rund einem Drittel der gentherapeutisch behandelten Frauen.

Seit Juli 1999 laufen Studien in dieser Richtung auch an einer deutschen Universität. Man will an 200 Patientinnen mit Eierstockkrebs untersuchen, ob nicht eine Kombinationstherapie, bestehend aus Chemotherapie und einer Gentherapie mit p 53, einer reinen Chemotherapie vorzuziehen wäre. Die Ärzte benutzen dazu Kopien des intakten p 53, die auch mit Hilfe von Adenoviren eingeschleust werden sollen.

Allerdings sind erste ernst zu nehmende Ergebnisse allenfalls in zwei bis drei Jahren zu erwarten.

## Aids

Natürlich versucht man, auch dieser gefährlichen und komplexen Erkrankung gentherapeutisch Herr zu werden. Zum einen schleust man in das Zellsystem der Betroffenen Informationen ein, die das geschwächte Immunsystem wieder aktivieren sollen. Zellen werden dazu ex-vivo mit den entsprechenden Genen ausgestattet und in den Organismus zurückgeführt. Man hofft, so den Virus unschädlich machen zu können.

Andere Ansätze versuchen es mit Ribozymen, kurzen Ribonukleinsäureketten, die ähnlich wie Enzyme funktionieren und in der Lage sind, die Erbinformationen des HI-Virus in kurze, unbrauchbare Segmente zu zerschneiden. Man zielt damit auf die Vernichtung der schädlichen Viren ab, konnte aber bisher nur verbindliche Aussagen darüber treffen, dass diese Therapie zumindest keine schädlichen Nebenwirkungen mit sich bringt.

Außerdem prüft man die Methode, nackte DNA direkt in den Körper zu spritzen. Sie trägt Teile der Information des Aids-Virus. Die Wissenschafter setzen darauf, dass das Immunsystem auf diese Weise befähigt wird, mit einer bereits vorhandenen oder möglichen Infektion selbst fertig zu werden. Auch diese Studie ist noch in der experimentellen Phase.

In den Medien wird meist über gentherapeutische Studien bei Krebs- und Aids-Erkrankungen berichtet, wichtig sind aber auch Versuche im Bereich Diabetes oder Hämophilie. Schmerzpatienten glaubt man künftig helfen zu können, indem man ihnen Gene transferiert, die es dem Organismus ermöglichen, Schmerzen selbstständig zu regulieren.

## Herz-Kreislauf-Erkrankungen

Ein weiteres großes Gebiet, auf dem gentherapeutische Studien im Gange sind, ist die Behandlung von Herz- und Kreislauferkrankungen, in modernen Industrienationen immer noch die häufigste Todesursache.

So versucht man gegenwärtig, Reststenosen künftig verhindern zu können. Diese treten besonders nach Dilatationen auf, einer Methode, Gefäßverengungen künstlich zu beheben.

Dazu wird ein Katheter, der mit einem Ballon ausgestattet ist, in das verengte Gefäß eingeführt und dort aufgeblasen. Dies ist keine dauerhafte Lösung, da bei über 40 Prozent der so behandelten Patienten Rezidive auftreten und die Gefäße erneut verstopfen. Die Ursache: starke zelluläre Reparaturvorgänge und ein erhöhtes Wachstum der gefäßwandbildenden, glatten Muskelzellen. Wachstumshemmende Gene sollen dem entgegenwirken. Doch auch hier hat man noch nicht das richtige »Gentaxi« gefunden.

Über ähnliche Versuche wird bei der Behandlung von Patienten berichtet, die sich einer Bypassoperation unterziehen mussten. Häufig tritt in der Folge eine Stenose auf, ein Gefäßverschluss. Beim Bypass wird das kranke Herzgefäß durch ein Ersatzgefäß umgangen, um wieder eine ausreichende Durchblutung zu gewährleisten. Um einen erneuten Verschluss zu vermeiden, wird das zu implantierende Ersatzgefäß in eine Lösung gelegt, die wiederum Gene mit einer wachstumshemmenden Erbinformation enthält. Erste Ergebnisse haben gezeigt, dass die so behandelten Patienten in der Tat weniger Verschlüsse aufwiesen.

Auch verengte Herzkranzgefäße sollen künftig so behandelt werden. Amerikanische Forscher testen gerade unterschiedliche Vektorensysteme, um das VEGF-Gen (Vascular Endothelial Growth Factor) sicher und zuverlässig direkt in die Herzmuskulatur einfügen zu können. Dieser Wachstumsfaktor soll die Bildung neuer Gefäße anregen. Etliche Teilnehmer dieser Studie erlitten im Anschluss wesentlich seltener Angina-pectoris-Attacken, was die Ärzte auf eine deutliche Verbesserung der Durchblutung und damit der Sauerstoffversorgung zurückführten.

Dieses Prinzip scheint auch bei einer anderen Erkrankung zu greifen: bei schwerer Durchblutungsstörung der Beine. Auch hier erweist sich der Wachstumsfaktor VEGF als viel versprechender Therapieansatz, bei manchen Probanden konnten auf diesem Wege sogar anstehende Amputationen ausgesetzt werden.

Aufsehen erregende Studien werden auch bei Erkrankungen des zentralen Nervensystems durchgeführt, wie Parkinson oder Alzheimer. Bislang haben die Wissenschafter allerdings nur eine klar umrissene Vorstellung, wie eine solche Therapie aussehen könnte. Die Idee besteht darin, ein Gen einzuschleusen, das in der Lage ist, bereits geschädigte oder vom Absterben bedrohte Zellen zu reanimieren. Damit, so spekuliert man, könnte man auch Schädigungen des Gehirns in Folge eines Schlaganfalls beheben. Allerdings sind diese Ansätze über das Stadium der Theorie noch kaum hinausgekommen.

Die Forschungen auf dem Gebiet Gentherapie laufen weltweit auf vollen Touren. In Österreich werden kleinere Studien zu bestimmten Formen des Blutkrebses betrieben, der akuten, myeloischen Leukämie, zu Allergien und zu einer sehr speziellen genetisch bedingten Stoffwechselerkrankung. Doch auch hier steckt man noch in den Anfängen.

Bis dato gibt es weltweit keinen einzigen Fall, in dem ein Patient tatsächlich mit Genen geheilt werden konnte. Regelmäßig scheiterte es am Fehlen eines wirklich zuverlässigen Transportsystems für den Gentransfer. Mit keinem der derzeit üblichen Verfahren gelang bisher der Durchbruch. Erst wenn diese Hürde überwunden ist, kann sich die Gentherapie zu einem Königsweg der Medizin entwickeln.

Weltweit kommt es parallel zu zahlreichen Fusionen zwischen großen Pharmaunternehmen und biotechnologischen Forschungszentren. Ziel dieser Allianzen ist es, die Forschung dahingehend zu beschleunigen, die Grundlagenforschung voranzutreiben und gemeinsam Möglichkeiten für eine praktische Anwendung zu entwickeln. Doch bis zum gegenwärtigen Zeitpunkt verschlingt das Unternehmen »Gentherapie« nur Unsummen an Geldern, der große Profit steht noch aus – und wird nur denjenigen ins Haus stehen, die als Erste ein wirklich sicheres Vektorensystem entwickeln.

Angestrebt wird eine Transfermöglichkeit, die es dem Patienten der Zukunft erlaubt, die benötigten intakten Gene wie ein herkömmliches Medikament zuzuführen oder sie von ihrem behandelnden Arzt einfach gespritzt zu bekommen. Diese optimale Medikation hat immerhin schon einen Namen: »Drug Delivery System« – die Bauanleitung für das benötigte Medikament wird verabreicht, die Herstellung übernimmt der Körper eigenständig. Doch das ist noch Vision und nicht Realität.

Außerdem fehlt derzeit noch ein System, welches unerwünschte Nebenwirkungen oder falsche Immunreaktionen zuverlässig ausschließen kann. Zu klären ist dabei nicht zuletzt die Schwierigkeit, wie ein eingeschleustes Gen wieder deaktiviert werden kann, wenn es dem Patienten mehr schadet als nutzt.

Erst wenn all diese Aufgaben zufrieden stellend gelöst sind, kann an eine routinemäßige Anwendung dieser Therapie gedacht werden. Wie es scheint, trennen uns noch einige Jahre bis zur medizinischen Standardisierung dieses Verfahrens.

Zur Zeit werden ausgerechnet Stimmen aus dem sonst so fortschrittsbewussten Mekka der Hightech-Medizin, aus den USA, laut, die das Ende der Gentherapie prophezeien: Ihr möglicher Nutzen stehe in keiner Relation zu dem damit verbundenen Risiko. Der Hintergrund: Ein junger Patient starb bei einem gentherapeutischen Heilungsversuch. Erstmals hatte man versucht, einen relativ gesunden Menschen von einer Stoffwechselerkrankung zu heilen. Bei konservativer Medikation hätte der Junge eine ganz normale Lebenserwartung gehabt, aber er nahm freiwillig an diesem Experiment teil. Es sollte ihn das Leben kosten. Zum Gentransfer benutzten die Forscher Adenoviren, die eine so heftige Immunreaktion auslösten, dass der Junge an den Folgen starb. Daraufhin stoppte die FDA – die »Food and Drug Association«, zuständig für medizinische Studien und Zulassungsverfahren, eine der kritischsten Genehmigungsbehörden der Welt – alle vergleichbaren Studien und verschärfte die Zulassungsbedingungen. Den Rest der Forschungswelt ließ dieses Beispiel relativ ungerührt. Der Glaube der Wissenschafter an die Gentherapie geriet dadurch nicht nachhaltig ins Wanken, das Ganze wurde als ein dummer Zufall abgetan. Die Kritiker sehen das anders und nehmen diesen Fall zum Anlass, die Gentherapie zu attackieren: sie sei der finale Crash am Ende einer Irrfahrt mit Patienten als Dummys.

Wie immer der gegenwärtige Streit enden wird: Mit zuverlässigen Ergebnissen rechnen seriöse Wissenschafter frühestens für die Jahre nach 2010.

# VII HUGO

## Oder: Wissenschafter, die auszogen, das Rätsel Mensch zu knacken

Die Philosophie bemüht sich seit Jahrtausenden um die Lösung des Rätsels Mensch.

Heerscharen von Geistes- und Naturwissenschaftern versuchten die Komplexität biologischer, physischer und psychischer Zusammenhänge des Homo sapiens zu ergründen, um die »Krone der Schöpfung« besser zu verstehen. Theorien gibt es unzählige, doch den Stein der Weisen hat bislang noch niemand entdeckt.

Im letzten Jahrzehnt hat sich ein neues weites Gebiet aufgetan. Mit Hilfe der Gentechnologie soll zumindest das Erbgut des Homo sapiens entschlüsselt werden. Es entstand das größte internationale Projekt aller Zeiten: HUGO – das Humangenomprojekt. Ziel ist die Entzifferung der kompletten »Bauanleitung« des Menschen. Damit ist gemeint die Entschlüsselung aller genetischen Informationen, die sich in den Genomen befinden und uns zu biologischen Individuen machen. In den Genen ist alles festgelegt, unsere Haarfarbe, die Schuhgröße, Charaktereigenschaften wie Fleiß oder Trägheit und sämtliche Veranlagungen zu allen nur möglichen Erkrankungen.

Seit 1990 haben sich führende Wissenschafter und Forschungsinstitute weltweit zusammengeschlossen, um gemeinsam um die Wette zu forschen. Jedes neu entdeckte und entschlüsselte Gen wird gefeiert, verspricht man sich doch davon eine stetige Verbesserung der Überlebens- und Heilungschancen für den Menschen.

Das Projekt wurde 1989 in Amerika unter dem Vorsitz des Biochemikers und Nobelpreisträgers James Watson gestartet, der das National Center for Human Research gründete. Dieses Institut koordiniert bis heute sämtliche Aktivitäten in diesem Bereich, Zulieferer sind mehr als 15 renommierte Institute aus den USA, England, Frankreich, Deutschland und Japan.

Selten wurde in ein Projekt derartig viel Geld investiert, allein Amerika beteiligt sich mit über drei Milliarden Dollar, Deutschland ist seit 1995 mit relativ bescheidenen 40 Millionen Mark jährlich im Rennen. Bis vor kurzem ging man davon aus, bis zum Jahre 2005 das gesamte genetische Material kartographiert zu haben, obgleich bis 1998 erst sechs Prozent analysiert waren. Inzwischen – gut ein Jahr später – gibt man sich wesentlich optimistischer. Die vollständige menschliche »Bauanleitung« soll bereits im Jahre 2003 vorliegen.

Das Unterfangen hat tatsächlich gigantische Ausmaße und bedeutet die größte Herausforderung, der sich die Weltgemeinde der Wissenschafter je zu stellen hatte. Es gilt insgesamt 3 Milliarden Buchstaben zu entschlüsseln, das bedeutet ca. 140 000 menschliche Gene. Vor 19 Jahren hatte man angekündigt, bis zum Jahr 2005 alle Codes entschlüsselt zu haben. 1998 waren gerade einmal 6 Prozent der Gesamtmenge analysiert, 1999 allerdings bereits 17 Prozent. Anfang 2000 sollen bereits 70–80 Prozent dechiffriert sein. Doch die Stimmung ist von Optimismus geprägt. Man setzt auf die rasante Beschleunigung in der Entwicklung optimierter Instrumente, die immer ausgefeilter arbeiten. Zudem wächst die Konkurrenz täglich, denn jeder möchte am großen Kuchen Genomprojekt partizipieren, das die Gemüter ebenso erregt wie einst die amerikanische Atombombenpolitik oder die erste bemannte Mondlandung.

Doch stößt das Vorhaben nicht uneingeschränkt auf Begeisterung. Kritische Stimmen werden laut, und manche fordern sogar, das gigantische Unterfangen zu stoppen. Sie argumentieren, dass der Mensch zu seinem seelischen und sozialen Überleben ein Mindestmaß an Geheimnissen benötige. Sie warnen davor, absolutes Wissen über die evolutionäre Konstruktion der menschlichen Natur könnte zu unvorhersehbaren Gefahren führen. Die von den Optimisten verheißene Möglichkeit der Erschaffung eines neuen, besseren Menschen macht Skeptikern und Pessimisten Angst.

Denn wenn man das geöffnete »Buch des Lebens« nutzen kann, um Krankheiten zu heilen, warum setzt man es dann nicht gleich dafür ein, schlechte Eigenschaften zu vermeiden, Neigungen zu Übergewicht ein für alle Mal auszuschalten, die durchschnittliche Intelligenz auf ein höheres Level zu heben und en passant auch mögliche Schönheitsfehler zu beheben? Dem Wunschkind im wahrsten Sinne des Wortes stünde dann nichts mehr im Wege. Das individuelle Designerbaby, das vollkommen den Wünschen und Vorgaben seiner glücklichen Eltern entspricht, erweckt Begeisterung auf der einen, Grauen auf der anderen Seite. Denn Wissen ließ sich schon immer für gute wie für böse Zwecke gebrauchen. Die Entschlüsselung des genetischen Codes birgt beide Möglichkeiten.

Doch konzentrieren wir uns auf die anvisierten positiven Aspekte dieses revolutionären Unternehmens. Wenn sämtliche Gene dechiffriert sind, dann weiß man präzise um ihre jeweilige Bedeutung für die Entstehung bestimmter Erkrankungen. Krankheiten drohen dann, wenn der genetische Text nur ein fehlerhaft buchstabiertes Wort aufweist. Dann nämlich produziert die Zelle ein falsches Protein, das ganz leicht das prekäre Gleichgewicht des Organismus stören kann.

Um zu verstehen, vor welchen Herausforderungen die am HUGO-Projekt beteiligten wissenschaftlichen Teams stehen, muss man sich vergegenwärtigen, mit welcher Ausgangssituation Biologen und Molekularbiologen konfrontiert sind:

Die DNA, Trägerin unserer Erbsubstanz, liegt als langer Molekülfaden vor, der in jedem einzelnen Zellkern eines Organismus in den einzelnen Chromosomen wieder zu finden ist – gleichsam aufgespult. Die DNA jedes einzelnen Chromosoms, wovon jede einzelne Zelle des Organismus 23 Paare enthält, hat nun ihrerseits wieder Tausende unterschiedliche Informationseinheiten: die Gene. Dieses sind kurze DNA-Abschnitte, die gewissermaßen die Bauanleitung für Proteine enthalten. Proteine aber sind das Material für den Aufbau des Gewebes wie für den Ablauf der unterschiedlichsten Stoffwechselprozesse. Diese genetischen Bausätze sind von der Wissenschaft in eine Art Code, bestehend aus je vier Buchstaben, »übersetzt« worden. Jeder einzelne Buchstabe entspricht einem chemischen Baustein der DNA, der Nukleobase, symbolisiert durch die Buchstaben A, G, C, T (Adenin, Guanin, Cytosin, Thymin). Die Anordnung ist vergleichbar mit der Ansammlung von einzelnen Wörtern in den Kapiteln eines Buches zu verschiedenen Informationseinheiten. So bedeutet in der »Sprache« der DNA eine bestimmte Abfolge immer die Bauanleitung für ein ganz bestimmtes Protein. Ein einziger Defekt innerhalb einer solchen Anleitung ist die Ursache für die geschätzten 3000–4000 derzeit bekannten genetischen Erkrankungen. Die Auswirkung defekter Gene auf die Entstehung unter anderem von Krebs, Aids und Herz-Kreislauf-Erkrankungen wurde schon beschrieben. Die Grundvoraussetzung einer gezielten Diagnose und Behandlung wird in Zukunft darin bestehen, eine Krankheit auf molekularer Ebene zu identifizieren und zu bekämpfen. Das ist allerdings leichter proklamiert als getan: schwieriger als die Suche einer Nadel im Heuhaufen, wie ein Molekularbiologe seine Arbeit beschrieben hat, da sich die Nadel wenigstens deutlich vom Heu unterschiede. Das Hauptproblem liegt in der quantitativen Dimension des menschlichen Genoms, das aus ca. drei Milliarden chemischer Bausteine besteht. Wäre jeder dieser einzelnen Bausteine durch einen Buchstaben symbolisiert, so füllte der vollständige Code des menschlichen Genoms immerhin eine Bibliothek mit 1000 Bänden, wovon jeder einzelne 1000 Seiten hätte. Irgendwo in dieser riesigen Bibliothek befindet sich die Zeile mit dem gesuchten Gen. Hätte man überhaupt keine Vorstellung von der Region, in der die Fundstätte liegen könnte, müssten die gesamten Chromosome einzeln und Teil für Teil abgesucht werden. Bevor sich die Initiatoren des Humangenomprojektes zu einer internationalen Kooperation entschlossen, hatte man auf diese Weise noch nicht einmal 12 Gene identifiziert. Den Forschern wurde sehr schnell bewusst, dass es ohne eine probate Technologie und Methodik undenkbar wäre, jemals zu einem Abschluss des Unternehmens zu kommen. Inzwischen werden ständig neue Instrumente entwickelt, um den genetischen Code schneller und effektiver zu entschlüsseln. Die Stimmung gleicht den Zeiten des »Goldrush«. Die Wissenschaftler des HUGO-Projektes sind bemüht, das »Buch des Lebens« komplett zu entschlüsseln und zu verstehen. Dazu benötigen sie bestimmte Orientierungshilfen, um überhaupt eine Chance zu haben, sich in der Flut von Informationen zurechtzufinden. Zwar ist das Erbgut in 23 Abschnitte unterteilt, aber in jedem dieser Bereiche sind mindestens 100 Millionen genetischer Bausteine gespeichert. So werden als erstes spezielle Chromosomen-Karten und so genannte genetische Karten angelegt. In diesen sind Tausende von einzelnen DNA-Abschnitten dargestellt, die winzige Unterschiede zwischen verschiedenen Menschen aufzeigen können. Diese Abschnitte sind relativ gleichmäßig über die Chromosomen verteilt und so dient diese Karte gewissermaßen als Wegweiser, um sich auf der Suche nach den Genomen zu orientieren. Dabei erweist es sich als überaus hilfreich zu wissen, dass die beiden Chromosomen eines Chromosomenpaares im Allgemeinen nicht vollständig von einer Generation auf die andere übertragen werden, sie tauschen vielmehr mit ihrem »Partner« bestimmte Stücke aus. Werden zwei Orte auf einem Chromosom an die nächste Generation weitergegeben, dann kann man daraus schließen, dass sie sehr eng beieinander lagen. Die Tatsache, dass zwei Orte gemeinsam vererbt werden, sagt also etwas über ihre Entfernung zueinander aus. Wissenschafter verglichen diesen Sachverhalt mit einem alltäglichen Phänomen: zerreißt man eine bedruckte Seite, so ist es auch eher unwahrscheinlich, dass der Riss durch zwei nebeneinander liegende Wörter geht. Die statistische Häufigkeit, mit der diese Tatsache zu beobachten war, ermöglicht es den Wissenschaftern im ersten Schritt die Distanz eines krankheitsauslösenden Gens zu einem schon bekannten DNA-Abschnitt zu bestimmen.

Als nächstes werden so genannte physikalische Karten von jedem einzelnen Chromosom angelegt. Physikalisch deshalb, weil bei diesen Karten die tatsächliche räumliche Distanz angelegt ist, anders als bei den genetischen Karten, die nur die statistischen Distanzen angeben. Physikalische Karten bestehen aus vorwiegend überlappenden DNA-Stücken, welche die Chromosomen zum größten Teil abdecken. Bei der Entwicklung dieser Karten ist man schon sehr weit gekommen. Jetzt ist es möglich, als Erstes zu bestimmen, welcher Region ein Gen zuzuordnen ist, dann kann man den DNA-Abschnitt daraufhin untersuchen, wo es Übereinstimmungen mit der bereits bestimmten Region gibt. So muss man nicht mehr mühselig alle Chromosomen einzeln abtasten.

Doch jetzt beginnt erst die eigentliche Arbeit, die einem nervenaufreibenden, gigantischen Puzzle gleicht. Das Ziel besteht nämlich darin, die Sequenz des menschlichen Genoms zu entschlüsseln, also die exakte Abfolge aller 3 Milliarden Bausteine. Dabei sollen alle der rund 100 000 darin enthaltenen Gene identifiziert werden, ein gewaltiges Unterfangen, das ausgefeiltester Technik bedarf. In Kooperation mit Spezialisten aus den Bereichen Biologie, Medizin, Physik, Ingenieurs- und Computerwissenschaften wurden Sequenziermaschinen entwickelt, welche die Suche beschleunigen und auch verbilligen sollen. Allerdings werden diese Maschinen, die nebenbei fast 650 000 Mark pro Stück kosten, nur mit einer Abfolge von ca. 600 Buchstaben fertig. Daher müssen die Wissenschafter den Apparat mit kleineren Abschnitten versorgen. Leider können sie vorher nicht festlegen, wo die Abschnitte auseinandergehen, sicher ist: niemals an der identischen Stelle. Deshalb ist zusätzliche Findigkeit gefragt, man zerpflückt immer mehrere Kopien eines Abschnittes und füttert damit die Sequenziermaschinen. Diese finden nun Bereiche, die sich untereinander ähneln. Die Forscher versuchen daraufhin, Teile des Erbgutes zu rekonstruieren. Abschließend werden alle Segmente wieder zu einem Ganzen zusammengesetzt.

Dem Molekularbiologen Craig Venter dauert das viel zu lange. Er behauptete, im Alleingang und als Erster das komplette menschliche Erbgut dechiffrieren zu können. Anfänglich von der internationalen Fachwelt als neurotischer Spinner mit dem Hang zu grenzenloser Selbstüberschätzung abgetan, konnte er inzwischen atemberaubende Erfolge verzeichnen. Selbst seine ärgsten Gegner schweigen nun betreten und sehen sich gezwungen, den angeblichen Phantasten wissenschaftlich zu akzeptieren. Seine Methodik unterscheidet sich zwar erheblich von der seiner Kollegen, führt offensichtlich aber dennoch zum gewünschten Resultat. Es sind vor allem wirtschaftliche Interessen, die ihn zu diesem Hochgeschwindigkeitswettlauf antreiben. Schneller am Ziel zu sein als die Mitstreiter, hat den Unternehmer und Inhaber einer biotechnologischen Firma dazu bewogen, die hoch komplizierten Verfahren seiner Kollegen zu »entschlanken«. Er steigt später ein, den Prozess des mühseligen Kartographierens überspringt er, respektive er betraut seinen Superrechner mit dieser zeitraubenden Aufgabe. HUGO verfügt bei weitem nicht annähernd über eine solche Wunderwaffe und kann daneben nur rund 200 Sequenziermaschinen für alle Wissenschafter bereitstellen. Venter hingegen verfügt allein über 300 solcher Hochleistungsgeräte, und so verwundert es nicht mehr, dass er in kürzester Zeit beachtliche Erfolge vorzuweisen hat. Die Wissenschafter des Humangenomprojektes nehmen seine Herausforderung inzwischen ernst, denn es steht viel auf dem Spiel. Während die Teilnehmer von HUGO ihre Forschungsergebnisse über Genstrukturen jedem Wissenschafter zur Verfügung stellen, oft per Mausklick im Internet, fürchtet man in Venter eine mögliche Bedrohung für die Forschung. Er könnte versuchen, sich seine gefundenen Genstrukturen patentieren zu lassen und somit ein Monopol aufzubauen, das ihm erlauben würde, seine Ergebnisse nur dem jeweils Meistbietenden zu verkaufen. Das bewog die HUGO-Wissenschafter dazu, auch ihr Tempo zu beschleunigen. Bereits im Jahr 2000 soll ein Rohtext des dechiffrierten Menschen geliefert werden, die Feinarbeiten sollen dann 2003 abgeschlossen sein. Diese rasante Geschwindigkeit ist nur möglich, weil die USA zusätzliche finanzielle Mittel lockermachten, um mit 250 neuen Sequenziermaschinen nachzurüsten. Außerdem wurde die ursprüngliche Zielsetzung verändert.

Im Frühjahr 2000 wird es eine erste Arbeitsversion des menschlichen Genoms geben, verkündet der deutsche HUGO-Koordinator Johannes Maurer. Anfänglich hatte man anvisiert, die DNA mit 99,9-prozentiger Genauigkeit zu entschlüsseln, jetzt begnügt man sich mit 70–80 Prozent.

Geschwindigkeit geht nun vor Genauigkeit. Zeit ist auch in der heutigen Wissenschaft Geld – in diesem Fall ungeheuer viel Geld. Denn ein Gen kann nur dann patentiert werden, wenn man eine relativ genaue Kenntnis davon hat, welche Funktion und Eigenschaft es aufweist. Erst dann lässt sich das gewonnene Wissen kommerzialisieren. Erst dann ist es möglich, ein Diagnoseverfahren, eine Therapie oder ein Medikament zu entwickeln. Die triumphalistischen Ankündigungen des Dagobert Duck der amerikanischen Genforschung haben merkliche Bewegung in den Markt gebracht: Während es Anfang 1999 in Deutschland nur 7 patentierte Gene gab, kamen im August 1999 auf einen Schlag 226 hinzu. Aufgrund der hohen Kosten in Deutschland werden die entdeckten Gene sinnigerweise bei US-Patentämtern angemeldet, doch das soll sich künftig ändern.

Im Jahr 2003 soll der Mensch als Summe seiner Gene also endgültig enträtselt sein. Doch was dann? Ist damit die Garantie ausgeschrieben für ein gesundes, langes Leben ohne die Schrecknisse von Krankheit und altersbedingtem Verfall? Nach Meinung aller Experten keineswegs. Die Kenntnis des Genoms allein bringt nur bedingten Nutzen und auch die Interpretation der Informationsmengen über das genetische Material wird mindestens noch weitere zehn Jahre in Anspruch nehmen.

In Teilbereichen ist man jedoch schon relativ weit. Nehmen wir das Beispiel Brustkrebs. Hier vermutete man schon lange einen genetischen Defekt als Hauptursache für diese häufig vererbte Krebsart. Aber es dauerte Jahre, bis man auf den 23 Chromosomen überhaupt einen Anhaltspunkt dafür fand, in welcher Region sich das gesuchte Gen befinden könnte. Schließlich machte man das 17. Chromosom als Genort ausfindig, das verantwortliche Gen machte als BRCA 1 (brest

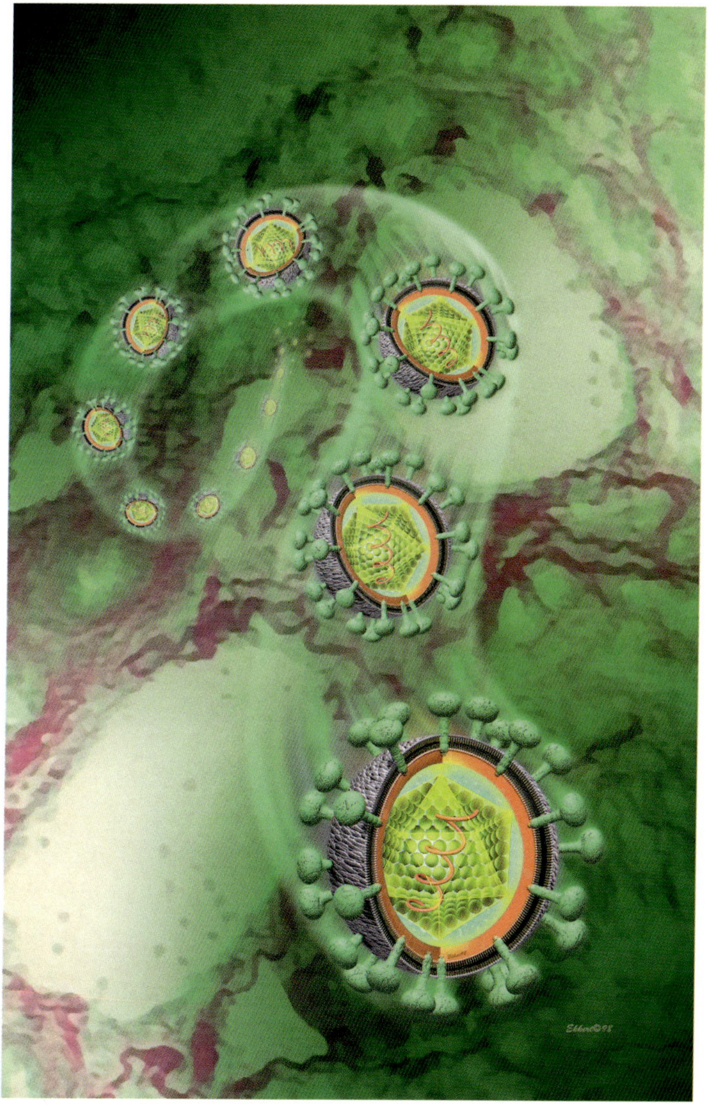

*HEPATITIS-C-VIRUS*

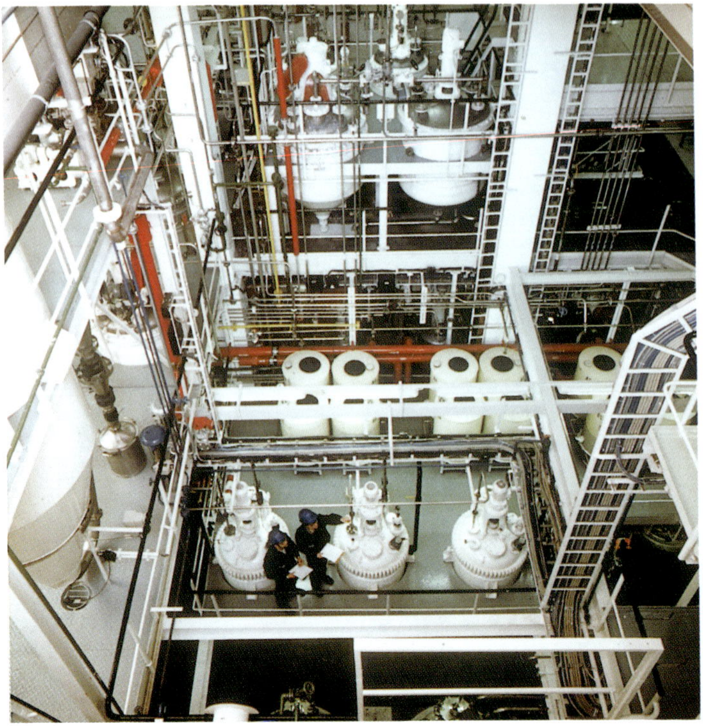

*TECHNIKUMSANLAGE FÜR DIE ENTWICKLUNG EINER PRODUKTION VON HUMANINSULIN MIT HILFE GENTECHNISCH VERÄNDERTER E.COLI-BAKTERIEN*

cancer) Schlagzeilen. Kurze Zeit später fand man auf dem Chromosom 13 ein weiteres Gen, das für die Entstehung von Brustkrebs verantwortlich ist – BRCA 2. Das bedeutet, Frauen aus Familien, in denen seit Generationen häufig Brustkrebs auftritt, können auf die Existenz dieses Gens getestet und präventiv behandelt werden. Das könnte in der Praxis so aussehen, dass die betroffenen Frauen durch eine bewusste Lebensführung mögliche Risikofaktoren ausschließen und zudem regelmäßig in kurzen Abständen zur Brustuntersuchung gehen. Denn je früher ein Knoten ertastet und ein möglicher Tumor erkannt wird, desto größer sind die Chancen auf eine Heilung ohne Amputation. Dies ist nur ein Beispiel für die Relevanz des Humangenomprojekts für die Zukunft der Medizin. Ob dieses Wissen schon in naher Zukunft die Heilungschancen verbessert, scheint hingegen eher fraglich. Denn gentherapeutische Heilung kann nur mit einem wirklich sicheren Gentransfersystem gelingen. Die Kritiker warnen zudem davor, Gentests in Zukunft inflationär einzusetzen. Ohne eingehende Beratung und verantwortungsvolle Abwägung der Schaden-Nutzen-Relation für den Patienten sollten solche Tests nicht erlaubt werden.

Die Betroffenen müssen fachkundig darüber informiert werden, welches Risiko sie möglicherweise eingehen und welche Chancen sie haben, sollte der Test die Befürchtungen bestätigen.

In diesem Zusammenhang wird künftig dem »Recht auf Nichtwissen« eine immer größere Bedeutung zukommen. Denn auch das Wissen um die Veranlagung zu einer Krankheit, die möglicherweise nie zum Ausbruch kommt, kann große Ängste auslösen und eine erhebliche psychische Belastung bedeuten. Und ein wenig erfreulicher Nebeneffekt könnte bald sehr lästig werden: wenn Heere »eingebildeter Erbkranker« die Wartezimmer belagern.

Das Projekt HUGO wird nicht nur Wissenschaft und Medizin revolutionieren. Die Enträtselung des Menschen wird nachhaltige Folgen auf das Normensystem unserer Gesellschaft haben. Verantwortung und Ethik werden auf der ganzen Linie herausgefordert. Neue Gesetze zum Schutze des Menschen müssen entworfen und verabschiedet werden, um die genetische Sphäre des Individuums vor möglichem Datenmissbrauch zu schützen. Denn jetzt wird der gläserne Mensch zu einer Realität, die man bis vor wenigen Jahren noch für schier unmöglich gehalten hätte. Was, wenn ein potenzieller Arbeitgeber oder eine Versicherung Zugriff auf solche Daten hätte? Wenn der gesamte genetische Code bei einem Bewerbungsgespräch abgerufen werden könnte? Die bloße Veranlagung zu einer Krankheit könnte dann vielleicht schon der Anfang vom Ende sein. Der Stempel »genetisch untauglich« bekäme internationale sozialpolitische und ökonomische Relevanz.

Eine solche Entwicklung zum genetischen Supergau ist durchaus denkbar und nicht völlig von der Hand zu weisen. Die Weichen für optimalen Schutz des Individuums müssen jetzt schon gestellt werden, denn das Jahr 2003 ist nicht mehr allzu fern. Politiker und Vertreter der Öffentlichkeit müssen die rechtliche Basis dafür schaffen, dass genetische Daten nie ohne Zustimmung der Betroffenen erhoben werden. Die Daten dürfen niemals zum Nachteil der Testpersonen und keinesfalls ohne Genehmigung an Dritte weitergegeben werden. Gleichzeitig muss ausgeschlossen werden, dass einmal erhobene Daten von Arbeitgebern oder Behörden missbräuchlich verwendet werden. Diese Grundvoraussetzungen fordern Repräsentanten des Humangenomprojektes, um bereits im Vorfeld aufkeimende Ängste zu vermeiden. Seit Beginn des Projektes wurden bereits 5 Prozent des Gesamtetats zur Erforschung und Lösung rechtlicher, ethischer und sozialer Fragen bereitgestellt. Es herrscht absolute Einigkeit darüber, dass es umfassender Vorsichtsmaßnahmen bedarf, um das Risiko, welches durch die Genomforschung zwangsläufig entstehen kann, möglichst gering zu halten.

Läutet der dechiffrierte Mensch vielleicht doch eine vollkommen neue Ära ein? Zumindest werden viele ernsthafte und geduldige Debatten nötig sein, akzeptable Lösungen zu etablieren. Lücken wird es sicher dennoch geben, die ebenso gewiss durch findige Unternehmer entdeckt werden: alles eine Frage der Auslegung.

# VIII Medizin im Cyberspace

## Gesundheit aus dem Internet

Das Geschäft mit der Gesundheit boomt, Gesundheit ist zum wichtigsten Thema der Medien geworden. Nach der Änderung des deutschen Werberechtsgesetzes wird der Patient als Kunde umworben wie niemals zuvor. Bis dahin durfte nur mit nicht verschreibungspflichtigen Arzneimitteln geworben werden. Medikamente gegen Allerweltswehwehchen, wie die obligate Grippe, schwere Beine, Kopfschmerzen und Völlegefühl wurden in netten Spots angepriesen und gehörten zum festen Bestandteil des Vorabendprogramms. Wenn die Pharmaindustrie mit »ethischen« (verschreibungspflichtigen) Arzneimitteln direkt an den Patienten ging, hatte das oft drastische rechtliche Konsequenzen, sofern sich ein Mitbewerber übervorteilt fühlte. Dem Missetäter drohten Abmahnungen und hohe Konventionalstrafen. Auch die Presse hielt sich an diese Gesetze, über »ethische« Produkte durften nur Fachmedien berichten, die Zielgruppen wie Ärzte und Pflegepersonal bedienen. Auch hier wurden Übergriffe schwer geahndet. In Publikumsmedien durfte zwar über neue Therapien berichtet werden, wenn dabei ein neues Medikament der Kern der Innovation war, doch durfte man dann nur den Wirkstoff nennen. Die Pharmaindustrie bot ein gerüttelt Maß an Findigkeit auf, um diese Regeln auszuhebeln und den »Kunden Patient« zu umwerben. Gerne nutzte man dazu großzügige Spenden und Zuwendungen an die verschiedenen Patientenorganisationen und Selbsthilfegruppen.

Künftig werden solche Umwege nicht mehr nötig sein. Von England ausgehend begann ein allgemeiner Trend zu Lockerung der strengen Vorgaben, der stetig auf die restlichen EU-Länder übergreift. Diese Entwicklung scheint logisch, spätestens von da an, als die neuen Medien ganz neue, grenzüberschreitende Dimensionen eröffneten. Seit der Umgang mit dem Internet nachgerade alltäglich geworden ist und nicht mehr nur eine Nische für Computerfreaks, haben es die Hüter der Arzneimittelgesetze ohnehin schwer. Selbst wenn bestimmte Medikamente in einzelnen Ländern oder innerhalb Europas gar nicht zugelassen sind, bedeutet das für den Interessierten kein Problem: per Mausklick und mit einer gültigen Kreditkarte kann alles bestellt werden. Das Geschäft floriert, die Anbieter sind zufrieden: Das Risiko möglicher, oft schwerwiegender Nebenwirkungen liegt dabei einzig beim Käufer. Ob Viagra, ob Allheilmittel gegen Glatzen, ultimative Schlankheitsmittel oder Wunderwaffen gegen Krebs – alles ist käuflich zu erwerben, ohne Rezept. Der Kunde wird zum eigenen Arzt, die fachmännische Diagnose scheint überflüssig. Ein Dorado für Gesundheitsbewusste und eingebildete Kranke, zumindest solange alles gut geht. Doch es dringen immer mehr Fälle an die Öffentlichkeit, wo der Einkauf im Supermarkt Internet böse oder sogar tödlich endet. Und flugs stellt sich die Frage der Haftung. Diese ist dann kaum zu klären, wenn die Nutzer des Cyberspace unter falschem Namen unterwegs sind, Diagnosen erfinden oder sich diese von einem virtuellen Doktor erstellen lassen. Die Nebenwirkungen solcher Usancen sind inzwischen so Besorgnis erregend geworden, dass sie von den Gesetzgebern nicht länger ignoriert werden können.

Die US-Regierung hat jetzt angekündigt, dass sie das Medikamentengeschäft im Internet gesetzlich regeln will. Zwar beträgt es derzeit erst ein Prozent des viele Milliarden schweren Gesamtumsatzes der amerikanischen Pharmaindustrie – doch die Tendenz ist steigend. Offensichtlich wurde die Gefahr lange unterschätzt. Auch Europa zieht nach, doch hier sind die Schwierigkeiten, zu einheitlichen Lösungen zu finden, auf diesem heiklen Feld noch größer als bei Lebensmittelverordnungen oder Umweltrichtlinien.

Wie wäre dieser Markt zu kontrollieren und gegebenenfalls zu sanktionieren, wie können die Grenzen zwischen Seriosität und Scharlatanerie gewahrt werden?

Und wie soll man ohne kaum hinnehmbare Einschränkungen der Informationsfreiheit im Netz unterbinden, dass leidenschaftliche Surfer und Hypochonder sich elektronisch die finale Diagnose beschaffen wollen und die Behandlung in die eigene Hand nehmen? Natürlich droht der Laie auf gut gemachtes Therapiemarketing hereinzufallen, wenn es gerade einleuchtet, modern ist oder mit seinen Vorurteilen konveniert. Wie viele leiden nicht unter diffusen Beschwerden und Symptomen, die kein Arzt bislang richtig zu deuten vermochte und die auf wenig Verständnis stießen?

Im Internet finden sich Ansprechpartner und Anbieter off-limits, volle Wartezimmer und gehetzte Ärzte müssen nicht mehr in Kauf genommen werden, die Abhängigkeiten von Terminen und Sprechstunden gehören der Vergangenheit an.

Doch auch die verzweifelten Fälle, denen schulmedizinisch

nicht mehr zu helfen ist, versprechen sich von den Informationen aus dem Netz noch Grund zur Hoffnung. Seriöse Experten nutzen auf der Jagd nach Kundschaft ebenso die Web-Welt wie Heilpraktiker und Esoteriker dubioser Provenienz. Die Fragen nach Berechtigung, Ausbildung und Können der Webanbieter treten im Cyberdschungelkampf viel zu häufig in den Hintergrund. Doch damit nicht genug …

## Das Wunschkind per Mausklick

Auch der heiß ersehnte Nachwuchs lässt sich bequem im Internet bestellen. Neuester Renner in den USA: Designergene aus dem Netz – ein weltweit florierender Handel mit hohen Profitmargen. Der fortpflanzungswillige Internetsurfer, der den eigenen Erbanlagen nicht so richtig traut, kann sich vertrauensvoll an ›www.hellobaby.com‹ wenden, die Website einer amerikanischen Reproduktionsfirma. Strahlende, wohl geratene Säuglinge empfangen den Besucher. Auf der Eingangsseite tummeln sich muntere Spermien, die sicher so manchen Mann vor Neid erblassen lassen. Im nächsten Schritt kann man sich in den Katalog einklicken, gesundheitsstrotzende Spender werden präsentiert, deren Vorzüge wortgewaltig angepriesen werden. Möglich ist, was gewünscht wird: Größe, Haarfarbe und Gebiss, nichts muss mehr dem Zufall überlassen werden. Derlei Anbieter gibt es viele, ihre Online-Auftritte variieren: Die einen bieten einen Fotokatalog der Spermienlieferanten, bei den anderen soll eine Stimme des Spenders für Vertrauen werben. Hat ein Paar sein »Idealkind« gefunden, wird zumindest die Anlage per Express und gut gekühlt rund um die Welt verschickt. Auch Eizellen lassen sich auf diesem Wege besorgen – ›www.eggdonation.com‹ macht es möglich. Bilder von glücklichen Familien locken die Kaufwilligen. Nur ein Mausklick und zwischen rund 2 000 und 150 000 Dollar (je nach Ansprüchen) trennen die Suchenden von der eigenen Familienidylle. Für ein Model mit Idealmaßen muss man schon etwas tiefer in die Tasche greifen. Richtig teuer wird es, wenn die Spender auch noch den Abschluss einer Eliteuniversität aufweisen können. Qualität hat eben ihren Preis …

Bislang sind die USA der größte Markt für »Nachwuchsengineering«. Experten schätzen, dass diese Form der Fortpflanzung bald ebenso etabliert und akzeptiert sein wird wie der Gang zum Schönheitschirurgen – der sich mittelfristig dann wohl erübrigen sollte.

Eigene Anbieter haben sich auf homosexuelle Paare spezialisiert.

## Ersatzteillager Mensch

Kritiker und seriöse Ärzte beklagen schon seit Jahren eine negative Entwicklung in der westlichen Medizin. Die Hightech-Medizin habe es zu verantworten, dass die gesamte Sparte zu einem bloßen Reparaturbetrieb verkommen sei, der darüber hinaus Unsummen verschlinge. Sie habe dem Gesundheitssystem in den vergangenen Jahren endgültig den Dolchstoß versetzt und den natürlichen Lauf der Dinge von Altern zu Sterben unnötig technisiert. Patienten werden nach Unfällen oder Schlaganfällen über Jahre im Koma gehalten und künstlich beatmet. Kranke Organe und Gelenke werden ausgetauscht, Bypässe werden gelegt, Herzschrittmacher implantiert, künstliche Herzklappen schrecken weder Arzt noch Patienten. Solche Operationen gehören längst zur medizinischen Routine und finden nur noch bedingt Beachtung. Aber das ist nur die Spitze des Eisbergs: Dank Internet kann sich der Interessierte jetzt eindrucksvoll davon überzeugen, dass es eigentlich gar nichts gibt, was nicht ausgewechselt werden könnte. Ob Adern, Augen, Haut, Teile des Magens und des Darms, Gehirnzellen, Knochen, die Liste lässt sich endlos fortsetzen. Der Reiz daran: Das Ersatzteil schlägt die Natur um Längen. Noch ist der Mensch eine eher anfällige Konstruktion, doch das soll nicht so bleiben. Um die Natur zu optimieren und den menschlichen Körper künftig schneller und besser in störungsfreier Funktion zu halten, werden die Ersatzteile in hoch technisierten Labors entwickelt und gezüchtet. Visionäre Wissenschafter garantieren schon jetzt eine nachhaltige Verbesserung der menschlichen Physis ohne Verschleißerscheinungen.

Der Terminator mit menschlichem Antlitz, vielleicht sitzt er uns schon längst auf dem Weg zur Arbeit in U-Bahn, Metro und Bussen gegenüber.

Im Internet kommt dieses langlebige und komplett reparierte Wunderwesen als langbeinige, dunkelhaarige Frau daher, die sich lasziv über den Bildschirm räkelt und dem Benutzer tief in die Augen blickt. Anscheinend von der Natur bestens ausgerüstet, bietet diese Traumfrau alle Vorzüge, die auch jeder Normalsterbliche gerne für sich in Anspruch nehmen würde.

Doch dieses Zauberwesen hat noch einiges mehr zu bieten. Demonstriert es doch bildhaft, aus welchen Einzelbestandteilen die Maschine Mensch besteht und was alles ausgewechselt werden kann. Per Mausklick lässt sich in Windeseile herausfinden, welche Universitätsklinik oder welche Firma die benötigten Ersatzteile auf Lager hat.

›www.ottobock.de‹ bietet hoch technisierte künstliche Kniegelenke mit individueller, computergesteuerter Hydraulik. Über ›www.newlock.com‹ kann man Waden aus Silikon beziehen, ›www.codon.de‹ wendet sich an Sportler mit verschlissenen Knien und verspricht eine Vermehrung der körpereigenen Knorpelzellen. ›www.artegraft.com‹ bietet neue Adern aus Kollagen, ›www.eybrow-transplantation‹ schafft Abhilfe bei zu dünnen Augenbrauen durch Transplantation körpereigener Hand- oder Nackenhaare. Dies ist nur ein kleiner Auszug aus dem beeindruckenden Angebot. Die Erfinder und Konstrukteure dieser Ersatzteile stellen ihr Know-how in den Dienst der Menschheit und handeln im Bewusstsein, nur Gutes zu tun. Vielleicht geht es ihnen eines Tages ähnlich wie dem Dr. Frankenstein in Mary Shelleys 1818 erschienenem Roman, der Leichenteile zusammenflickte und reanimierte, in der Hoffnung, eines Tages den Tod zu überwinden. Heraus kam dabei das berühmte Monster.

Die Gesundheitswelle im Net hat verständlicherweise auch Auswirkungen auf den Praxisalltag. Auch die Ärzte kommen an einer ernsthaften Beschäftigung mit dem Internet nicht mehr vorbei. Die Zahl der Patienten nimmt zu, die sich ihre Krankheitsinformationen beim Surfen besorgen und dann manchmal besser informiert sind als der behandelnde Arzt. Diese überinformierte Klientel wird von den Medizinern nicht allzu gerne gesehen, bedeutet sie doch eine

Infragestellung der eigenen Kompetenz. Doch gleichzeitig wächst der Druck auf sie, auf die Patienten einzugehen und ihnen gegebenenfalls die elektronischen Flausen wieder auszutreiben. Die Konkurrenz ist groß und die Zeiten sind schlecht, der Geschäftsmann Arzt kann es sich nicht leisten, Kundschaft zu verlieren. Eine wahrlich gesunde Entwicklung!

Aber die praktische Medizin kann auch aus anderen Gründen das Netz nicht ignorieren: Suchdienste erleichtern das Leben erheblich und ermöglichen eine schnelle und umfassende Information. Die Maschinen liefern aktuelle Literaturlisten, Originalstudien oder Fachartikel. Datenbanken und Bibliotheken können weltweit rund um die Uhr abgefragt werden, bequem vom Schreibtisch aus. Der virtuelle Austausch mit Kollegen gewinnt immer größere Bedeutung, Fachsimpelei und Fortbildungsveranstaltungen im Chat werden von vielen Medizinern schon weidlich genutzt. Der Anschluss an den aktuellen Stand der internationalen Forschung lässt sich leichter halten, weite Flugreisen zu internationalen Kongressen dienen nur noch der Imagepflege.

Besonders aufgeschlossene »Infonauten« – wie man versierte Netzrechercheure heute nennt – nutzen die Möglichkeiten des Cyberspace, um heikle Patienten- oder Behandlungsfragen mit Kollegen zu klären. Hierzu gibt es fachspezifische Online-Dienste mit Zugangsbeschränkung. Patienten sind hier unerwünscht.

Was für manche Fachrichtungen längst zum Alltag gehört, ist für andere medizinische Standesvertreter noch ein Buch mit sieben Siegeln. Medizinische Fachzeitschriften tragen dem immer mehr Rechnung und veröffentlichen regelmäßig Artikel zum Umgang mit dem Netz, bieten Fortbildungsseminare für Ärzte an und listen die besten Suchmaschinen auf.

Will ein Arzt den Anschluss an die Zukunft nicht verpassen, so tut er gut daran, seine Vorbehalte über Bord zu werfen und sich möglichst umfassend mit der neuen Technologie vertraut zu machen. Denn um künftig das marode Gesundheitssystem zu entlasten und Kosten zu sparen, wird derzeit fieberhaft an einem bundesweiten Ärztenetz nach britischem Vorbild gearbeitet. Dort will man bis zum Jahre 2005 alle Patienten des Königreichs elektronisch erfasst haben. Man verspricht sich davon eine drastische Senkung der Behandlungskosten. Jeder Arzt kann dort die jeweils aktuellen Daten und Untersuchungsergebnisse seines Patienten abrufen, sich schnell und unbürokratisch unterrichten über eventuelle Medikamentenallergien, durchgeführte Operationen und Therapien, die Verschreibepraxis der Kollegen. In der Schweiz existieren solche Netze seit Jahren in kleinerem Rahmen. Rund 25 Prozent der Kosten konnten allein dadurch eingespart werden, dass die Patienten nur Ärzte eines gemeinsamen Netzes aufsuchten.

Auch in Deutschland haben sich die ersten Netze gebildet, in denen die unterschiedlichsten Fachrichtungen zusammengeschlossen sind. Mit Passwort kann jeder daran beteiligte Arzt die gewünschte Patientenakte aufrufen und sich über Zeitpunkt, Krankheitsverlauf und Behandlungsmethoden der Kollegen informieren.

Das Hauptproblem: Wie können solche Daten vor Missbrauch geschützt werden? Verträgt sich dieser Trend mit der Wahrung der ärztlichen Schweigepflicht? Vorstellbar sind etwa Betriebsärzte, die für ihre Unternehmen vertrauliche Patientendaten abfragen und weitergeben. Wären Bewerber sicher, dass vor einer Anstellung nicht Gesundheitsrecherchen in solchen Netzen als Entscheidungshilfe verwendet würden? Kritiker fordern daher wirksame und strenge Kontrollen und Sicherheitsmaßnahmen, um nur denjenigen Ärzten den Datenzugriff zu gewähren, die für eigene Patienten recherchieren. Diese Forderung könnte sich aber schon bald als stark erweiterungsbedürftig erweisen, da regionale Ärztenetze erst der Anfang sind. Sie werden von manchen Krankenkassen sogar dadurch »subventioniert«, dass man Ärzte und Patienten an den Einsparungen finanziell beteiligt. Das eigentliche Ziel besteht aber darin, ein bundesweites Netz zu etablieren. Der viel versprechende Vorteil: Jeder kann überall einen Arzt aufsuchen, lange Anamnesegespräche sind überflüssig, der Kollege informiert sich umfassend im Netz.

Das digitale Zeitalter hat gerade erst begonnen – wie wird die individuelle Privatsphäre künftig zu schützen sein, wenn Patientendaten ins Netz gestellt werden? Gründe zur Furcht vor schwarzen Utopien à la George Orwells »1984« gibt es einige.

# IX Komplementärmedizin

## Oder: Die Suche nach dem ganzheitlichen Menschen

Während Wissenschaft und Forschung von ständig neuen Gipfelleistungen berichten können, macht sich gleichzeitig eine gegenläufige Tendenz breit, die von vielen orthodoxen Medizinern als absolut reaktionär eingestuft wird.

Viele Patienten suchen inzwischen nämlich auch Rat und Heilung bei alternativen Verfahren wie Ayurveda oder der Traditionellen Chinesischen Medizin (TCM). Dieser Trend hat viele Ursachen. Unter anderem sicher die verbreitete Erfahrung, dass es sich immer weniger Schulmediziner ihrer Meinung nach leisten können, sich wirklich Zeit für ihre Patienten zu nehmen. Denn Beratung wird nicht so honoriert, wie es erforderlich wäre und lohnt sich daher nicht. Außerdem muss sich der oft teuer erworbene Gerätepark amortisieren, was dazu verführt, häufig vollkommen unnötige und aufwendige Diagnoseverfahren anzuwenden, die letztlich zu keinem zufrieden stellenden Resultat führen. Wen wundert es da, wenn sich Heilpraktiker, Naturmediziner und unkonventionelle Therapeuten, deren Heilmethoden »Ganzheitlichkeit« versprechen, vor der stürmischen Nachfrage kaum mehr retten können? Nicht umsonst streben inzwischen viele Ärzte einschlägige Zusatzausbildungen an, denn auf diesem Feld lässt sich wenigstens noch einiges verdienen. In den USA, denen im Bereich medizinischer

Forschung und Entwicklung schon seit Jahren Leitbildfunktion zukommt, ist dies schon seit Jahren gang und gäbe. Alternative Heilverfahren werden dort bereits an den medizinischen Fakultäten als Zusatzausbildung angeboten.

Bislang werden derartige Methoden selten von den Krankenkassen übernommen – es sei denn, der Patient gilt als »austherapiert«, das heißt, alle herkömmlichen Versuche sind gescheitert.

Zahllose Patienten scheint das nicht zu stören, sie sind bereit, solche Therapien aus der eigenen Tasche zu bezahlen. Zu den Anhängern der »Komplementärmedizin« gehören insbesondere Frauen und Männer mittleren Alters mit entsprechendem finanziellen und Bildungshintergrund. Unter dem Begriff Komplementärmedizin werden u.a. folgende Heilverfahren subsumiert: Akupunktur/Traditionelle Chinesische Medizin, Ayurveda, Phytotherapie, Homöopathie, Anthroposophische Medizin, Neuraltherapie, komplementärmedizinische Diätetik und klassische Naturheilverfahren.

Diese Richtungen, die auch von einer wachsenden Zahl niedergelassener Ärzte praktiziert werden, können sich oft auf eine jahrhundertelange Anwendungstradition berufen. Andere werden als Ergänzung zu bewährten traditionellen Verfahren neu in die Therapie eingeführt, beispielsweise Phytopharmaka oder homöopathische Mittel, die auch teilweise klassische Arzneimittelprüfungen bestehen. Auf dem Gebiet der Komplementärmedizin kann man auf so viel Erfahrung zurückblicken, dass viele Methoden als ebenso sicher gelten müssen wie schulmedizinische Therapieverfahren, die nicht selten mit wesentlich schlechter geprüften Arzneimitteln und Methoden arbeiten. Dieser relativ neue Fachbereich gehört bei immer mehr medizinischen Fakultäten inzwischen zur ärztlichen Grundausbildung. Ausgeübt werden diese alternativen Verfahren insbesondere von Allgemeinmedizinern, in zahlreichen Spezialkliniken sind sie schon therapeutischer Standard.

Das zunehmende Interesse an alternativen Heilmethoden erklärt sich aus den Defiziten der institutionalisierten Medizin. Das leitende Interesse der medizinischen Moderne richtet sich auf den Menschen als Summe seiner Organe und bald als Summe seiner Gene.

Doch so mancher Erkrankung ist mit diesem heuristischen Paradigma nicht beizukommen. An Stelle einer nachvollziehbaren Diagnose wird der Spezialistentourist mit gefährlich klingenden Befunden abgespeist: kryptogene Ursachen etwa, was nichts anderes bedeutet, als den Versuch zu verschleiern, dass nicht herausgefunden werden konnte, was dem oder der Leidenden wirklich fehlt. Hier setzt die Komplementärmedizin ein. Der Fall wird dem Anspruch nach in seiner systemischen Ganzheit behandelt, bestehend aus materiell-körperlichen und aus immateriellen Faktoren, also aus Leben, Seele und Geist. Nicht die Konzentration auf einzelne Krankheitssymptome, sondern auf den kranken Menschen an sich wird erstrebt. Jeder Mensch soll als Unikat wahrgenommen werden, für das es eine ganz individuelle Behandlung zu entwickeln gilt. Das reelle Vertrauensverhältnis zwischen Arzt und Patienten wird dadurch bereits zu einem wesentlichen Bestandteil der Therapie. Ebenso spielt die soziale und psychische Situation des Patienten bei der Wahl der Therapie eine gewichtige Rolle. Insbesondere die Naturmedizin und Ayurveda orientieren sich an dem holistischen Prinzip: Der Mensch ist selbst ein kosmisches Element, aktiver Bestandteil der Natur.

Krankheit entsteht danach erst, wenn die innere oder äußere Balance gestört ist, die Lebensenergie nicht mehr ungehindert fließen kann oder wenn das Individuum nicht mehr mit seiner Umgebung harmonisiert. Nach der Traditionellen Chinesischen Medizin tritt Krankheit dann auf, wenn der Organismus aus dem Gleichgewicht gerät und dadurch nicht mehr in der Lage ist, seine Selbstheilungskräfte zu mobilisieren, auf die er sich sonst verlassen kann. Das Ziel einer Therapie besteht also darin, die Dysbalance wieder auszugleichen, Harmonie herzustellen und damit dem Körper die Möglichkeit zu geben, sich selbst zu helfen. Kräuter, Massagen und Akupunktur sollen ihn dabei unterstützen.

Der Markt der alternativen Heilmethoden hat sich etabliert, und er ist mindestens so widersprüchlich wie die kritisierte Schulmedizin. Neben unbestreitbaren Heilerfolgen gibt es vertuschte Fehlschläge, neben vorsichtigen und seriösen Vertretern ihrer Richtung jede Menge dubioser Esoterik und Scharlatanerie. Die Angebote zahlreicher alternativer Heiler halten oft keiner Qualitätsüberprüfung stand. Der Patient ist daher gut beraten, wenn er vor einer Anamnese oder Therapie bestimmte Punkte gezielt abfragt. Er sollte dabei keine Scheu empfinden, denn zahlen muss er die Behandlung meist ohnehin selbst, für mögliche Schäden zahlt er mit der eigenen Gesundheit.

Wichtig ist es abzuklären, ober die Alternativheiler über einen ausreichenden medizinischen Hintergrund verfügen und überhaupt in der Lage sind, Symptome zu erkennen und richtig einzuordnen. Wichtig ist auch zu erfahren, wie viel Berufserfahrung jemand mitbringt und wo die Zusatzausbildung erfolgte, die zur Anwendung alternativer Heilmethoden berechtigt. Die Aneignung eines solchen Wissens erfordert in der Regel mehrere Jahre und sehr viele Spezialkenntnisse, die nicht an einem Wochenende von selbst ernannten Gurus vermittelt werden können. Zertifikate einiger Workshops beim Wunderheiler sind vollkommen nutzlos, sie mögen vielleicht für das Selbstwertgefühl der sich berufen Fühlenden wichtig sein, für die Patienten sind sie irrelevant. Leider ist das Angebot solcher Seminare und Fortbildungsveranstaltungen nachgerade inflationär, in jeder Zeitung finden sich unzählige Annoncen: erfolgreicher Heilpraktiker in 48 Stunden, Trainer für Psychohygiene, Urschreitherapie im Schwarzwald, Erfolgsgarantie durch Bachblüten, Akupunktur oder Chinesische Medizin für jedermann, Karrieresprung durch Homöopathie, der Weg zum eigenen Ich – mit der Absolvierung eines solchen meist recht teuren Kurses steht dann der beruflichen Selbstständigkeit vorgeblich nichts mehr im Wege. Noch scheint die Nachfrage größer als das tatsächliche Angebot. Patienten sind gut beraten, solchen Schülern großer »Meister« aus dem Wege zu gehen.

Diese Empfehlung sollte nicht missverstanden werden. Sie versteht sich eher als Plädoyer für das kleine Wort »und«.

Man sollte die beiden Systeme – soweit sie von seriösen und gut ausgebildeten Vertretern ihrer jeweiligen Zunft betrieben werden – wertfrei friedlich koexistieren lassen und von Fall zu Fall entscheiden, welches Verfahren, welche Therapie mehr Aussicht auf Erfolg hat.

Ein fast alltägliches Beispiel: der Umgang mit Antibiotika

in der modernen Medizin. Die Verschreibung dieser synthetischen Keulen ist drastisch angestiegen. Da reicht ein harmloser Schnupfen, ein etwas hartnäckiger Husten, Übelkeit oder ein leichter Durchfall. Die Schilderung der Symptomatik reicht oft aus, damit der Arzt vorsichtshalber ein Antibiotikum verschreibt. Der Patient liest zu Hause den Beipackzettel und verspürt meist ziemlich schnell die eine oder andere Nebenwirkung aus der langen Liste all dessen, was möglicherweise eintreten könnte, und setzt erschrocken das Arzneimittel ab. Oder er nimmt das Medikament, spürt schnell eine Besserung und stoppt ebenfalls die Einnahme. Oft sind die Patienten nicht darüber informiert, dass eine Packung Antibiotika immer zu Ende genommen werden muss, um Rückfälle zu vermeiden; über ein vorzeitiges Absetzen kann nur der Arzt entscheiden. Die Folgen sind fatal: die alten Symptome kehren zurück, ein anderes Antibiotikum wird verschrieben oder es kommt zu Durchfällen und anderen Unverträglichkeiten, die womöglich in derselben Weise behandelt werden, ein Teufelskreis beginnt. Oft ist mangelnde Kommunikation dafür verantwortlich, der eine Arzt weiß nicht, was der Kollege verordnet hat und der Patient schweigt sich aus, weil man ihn nicht gefragt hat. Die Folgen sind teuer, allein in Deutschland kosten die durch Antibiotikamissbrauch verursachten Nebenwirkungen an die fünf Millionen Mark pro Jahr. In den meisten Fällen könnte dieser Ablauf vermieden werden, wenn sich die Ärzte daran hielten, solch schwere Medikamente tatsächlich nur dann zu verordnen, wenn es keine andere Möglichkeit gibt. Mit Naturheilverfahren käme man oft effektiver und wesentlich kostengünstiger ans Ziel.

An den Patienten würde es nicht scheitern. Eine Umfrage des Allensbach-Instituts hat ergeben, dass 61 Prozent der Befragten lieber Naturheilmittel einnehmen würden, auch wenn deren Wirksamkeit nicht unbedingt wissenschaftlich nachgewiesen werden kann. Hauptursache: eine ausgewiesene Angst vor möglichen Nebenwirkungen bis hin zu tödlichem Ausgang. Diese wird geschürt durch die gesetzlich vorgeschriebenen Beipackzettel, dennoch ist sie nicht völlig unbegründet. Nach einer Studie aus Toronto rangieren in Nordamerika tödliche Nebenwirkungen von Arzneimitteln an vierter Stelle der Todesursachen – nach Herz-Kreislauf-Erkrankungen, Krebs und Schlaganfällen.

Doch das Gros der westlichen Schulmediziner hat Probleme, die herkömmlichen Verschreibungsgewohnheiten zu verändern. Die Diskussion um Naturheilverfahren und -mittel wird hoch emotional und polemisch geführt, vieles wird dabei undifferenziert in einen Topf geworfen: Bachblüten, Homöopathie und Psychopharmaka, alles eine esoterische Suppe. Die Kritiker bemängeln unter anderem, dass bislang kein wissenschaftlicher Nachweis über die Wirksamkeit dieser Mittel durch groß angelegte randomisierte Doppelblindstudien erbracht werden konnte. Das gilt besonders für die Homöopathie, eine der weitverbreitetsten und umstrittensten alternativen Heilverfahren. Deren Wirkungsweise sei unbekannt und ihr Ideengebäude so leicht auseinanderzunehmen wie ein Ikea-Regal, konstatiert ein Autor in der Zeitschrift GEO vom Juni 1997. Die Tatsache, dass homöopathische Arzneimittel oft so verdünnt sind, dass ihre Wirkprinzipien chemisch nicht mehr nachweisbar sind, setzt die Verordner und Anwender oft dem Vorwurf aus, sie seien dem baren Aberglauben verfallen.

Einzuräumen ist in der Tat, dass auf diesem Gebiet bislang wenig geforscht wurde und daher auch keine überzeugenden wissenschaftlichen Belege vorweisbar sind, dass es sich auch bei der Homöopathie um ein ernst zu nehmendes Naturheilverfahren handelt. Das häufig angeführte Argument, sie werde seit mehr als 200 Jahren angewandt und müsse allein deshalb schon wirksam sein, bietet sicher keine zufrieden stellende Antwort. Eine im »Lancet« – eines der bedeutendsten internationalen Fachmedien – veröffentlichte Metaanalyse von insgesamt 89 Studien ergab lediglich, dass ein homöopathisches Präparat 1,5–2-mal wirksamer sei als ein Placebo. Der Untersuchung konnten jedoch zahlreiche methodische Mängel nachgewiesen werden. In den ausgewerteten 89 Studien ging es um rund 50 verschiedene Mittel und ebenso viele verschiedene Therapieansätze.

Eine kleine deutsche Studie, durchgeführt von Internisten mit homöopathischer Zusatzausbildung, erbrachte überhaupt keinen Unterschied zwischen Placebo und dem homöopathischen Mittel bei einer Indikation. Derartige Resultate liefern weitere Argumente für die Kritiker der Homöopathie: Eigentlich sei die scheinbare Wirkung der »Droge Arzt« zuzuschreiben, nicht etwa dem Heilmittel. Die vermehrte ärztliche Zuwendung sei der wahre Grund für den Heilerfolg.

Im Umkehrschluss würde das bedeuten: Hätten die Schulmediziner mehr Zeit für ihre Patienten, dann sähen ihre Verordnungszahlen auch anders aus. Es liegen inzwischen verschiedene Studien und Untersuchungen vor, die eindeutig belegen, dass Ärzte, die sich viel Zeit für ihre Patienten nehmen, mit messbar weniger Arzneimitteln auskommen.

Verschiedene medizinische Fakultäten haben innovative Prüfdesigns entwickelt, die erheblich dazu beitragen könnten, den erbitterten Streit um die Akzeptanz alternativer Heilverfahren durch die traditionelle Schulmedizin beizulegen. Ein praktischer Arzt aus Steinfurt hat sehr treffend zusammengefasst, was ein Allgemeinmediziner künftig berücksichtigen sollte, wenn er wirtschaftlich überleben will:

»Der Mensch ist weit mehr als die Summe seiner Organe. Neben dem naturwissenschaftlichen Experiment steht gleichberechtigt die Erfahrungsheilkunde mit ihrem reichen Schatz an Kasuistiken. Es gibt keinen Gegensatz von ›Heil-Kunst‹ und medizinischer Wissenschaft. Erst wenn wir anfangen, unsere beiden Gehirnhälften gleichberechtigt zu nutzen, haben wir eine Chance, da die Zahl der Medizintechnokraten abnimmt und dafür wieder mehr Ärzte kommen, die sowohl mit fundiertem konventionell-medizinischen Wissen als auch mit Kreativität, Ausstrahlungskraft und Emphatie nicht nur ihren Job erledigen, sondern sich wieder mehr der ärztlichen ›Heil-Kunst‹ widmen.«

# X Der Patient des neuen Jahrtausends

## Das Zeitalter des »Neuen Menschen«?

Der Patient der Zukunft wird sich von seinen Vorgängern erheblich unterscheiden und manchmal wehmütig auf die verflossenen Zeiten zurückblicken.

Er kann nicht mehr blind auf »allwissende« Spezialisten oder umsichtige Hausärzte vertrauen, denn die stete Beschleunigung medizinischer Neuentwicklungen überfordert auch verantwortungsbewusste Mediziner. Wer kann schon bei einer 70-Stunden-Woche alle fachlichen Print- und Online-Medien überblicken?

Der Patient der Zukunft wird auch viel Selbstbewusstsein trainieren müssen im Kampf um eine optimale Behandlung trotz ständig sinkender Kassenleistungen. Je tiefer der Einzelne künftig in die eigene Tasche greift, desto gesünder kann er werden. Der Fortschritt der Medizin scheint fast alles möglich zu machen, vorausgesetzt der Ratsuchende weiß die Offerte zu nutzen und vor allem zu bezahlen.

Das Internet hilft bei der Suche nach Novitäten und macht Patienten zu – oft nur eingebildeten – Experten. Bestens informiert über die Erkrankung, begeben sich Betroffene auf selbst organisierte Vortragsreisen, um andere Leidensgefährten an ihrem Wissen teilhaben zu lassen. »Self Care Management« heißt ein Prinzip der kommenden Jahre. Der Patient der Zukunft beweist Eigeninitiative und nimmt die Arbeit des Arztes vorweg, indem er sich schon vor dem eigentlichen Praxisbesuch die erforderlichen Kenntnisse verschafft, das Internet zur Einschätzung und Auswertung der Symptome nutzt und den Arzt mit einem Stapel von Computerausdrucken konfrontiert. Teilt der behandelnde Arzt die Cyberdiagnose nicht, dann kann der Patient seine Enttäuschungen über das Fehlverhalten oder drohende Kunstfehler per E-Mail mit Gleichgesinnten diskutieren. Und sollte der Frust so groß sein, dass er traumatische Ausmaße anzunehmen droht, dann muss keine reale Couch frequentiert werden – Analysen können über den heimischen Bildschirm abgefragt werden.

Ärzte beäugen diesen Trend mit Argwohn bis Entsetzen, stehen dem Ganzen aber weitgehend hilflos gegenüber: Die traditionelle Arztpraxis à la Bülowbogen ist längst passé. Die Spezies Arzt, die Lebensgeschichte und Umfeld ihrer Klientel als wichtigen Bestandteil der Diagnose sah und die familiären Lebensumstände einzuordnen wusste, ist vom Aussterben bedroht. Allenfalls in nostalgischen Fernsehserien wird sie noch gezeigt. Der gütige, verständnisvolle Hausarzt wird zum Relikt der Vergangenheit. Weichen muss er vernetzten Expertenteams, die sich bei der Erstellung der Diagnosen und Therapien mehr auf ihre Rechner verlassen als auf praxisorientiertes Urteilsvermögen. Der Patient der Zukunft wird nicht zuletzt darum bangen, dass die Computersysteme auch wirklich zuverlässig funktionieren.

Die hippokratische Profession wird mit der Gefahr konfrontiert, zwischen Politik, Gesundheitsvertretern und Versicherungen, Patientenwünschen und den wirtschaftlichen Interessen der Pharmaindustrie zerrieben zu werden.

Die Patienten hingegen sind in eine ambivalente Lage geworfen, in der sich einerseits die Chancen auf optimale Diagnoseverfahren und Therapieformen ständig verbessern, andererseits die Geschwindigkeit dieses Innovationsprozesses vieles schon überholt hat, bevor es noch richtig bekannt wurde.

Das ungeheure Angebot im Supermarkt des medizinischen Fortschritts fordert von den Patienten eine gewaltige Entscheidungsstärke. Aber auch die noch Gesunden werden in diese Spirale mit einbezogen und haben Vorsorge zu treffen. Man wird an sie herantreten, um sie als Lebendspender zu gewinnen; Engpässe an Spenderorganen für Nierentransplantationen erzeugen einen heftigen emotionalen Druck. In Amerika diskutiert man schon öffentlich darüber, die Eltern oder eine geeignete Person aus dem nächsten Umfeld dialysepflichtiger Kinder zur Organspende zu verpflichten. Wie wird man dann aber, wenn solche Auffassungen Gesetzeskraft erhalten, mit denjenigen umgehen, die sich hartnäckig weigern, ihren sozialen Verpflichtungen nachzukommen? Sie werden zwangsläufig zu Außenseitern abgestempelt, die mit schweren Diskriminierungen, wenn nicht gar mit Sanktionen zu rechnen haben.

Die Schlacht um den Organpark Individuum ist eröffnet. Nach der Verwendung menschlicher embryonaler Stammzellen wird bereits gerufen, um maßgeschneidert Gewebe und Organe zu züchten. Noch verhindert das Embryonenschutzgesetz unkontrollierte Übergriffe, aber was für die einen schützenswertes ungeborenes Leben ist, ist für die anderen ein bloßer Zellhaufen, der ungeheure Potenziale birgt. Wenn es sich erst einmal herumgesprochen haben wird, welche Heilungschancen diese Stammzellen beinhalten, dann – so befürchten Kritiker – wird man auch in Deutschland alles daransetzen, solche Beschränkungen wieder abzuschaffen. Auf die Betroffenen von morgen kommen schwerwiegende ethische Entscheidungen zu, um welchen Preis sie geheilt werden wollen – ob sie langfristig mit den moralischen Konsequenzen leben können.

Wenn im Jahre 2030 findige Computer die menschliche Intelligenz überwunden haben werden, wie im Bestseller »Homo sapiens. Leben im 21. Jahrhundert« (Ray Kurzweil) prophezeit, ist es endgültig vorbei mit der Individualität. Dagegen spricht allerdings eine andere Entwicklung, die dem klassischen Begriff des Individuums neue Aspekte hinzufügt.

Molekularbiologischer und medizinischer Fortschritt ist schon jetzt dabei, die Voraussetzungen dafür zu schaffen, dass der Einzelne seinen eigenen Reparaturbetrieb organisieren kann, transferiert werden nur noch die erforderlichen Gene, der Organismus wird zur Produktionsstätte.

Altersbedingte Erkrankungen oder Verfallserscheinungen, sogar der Sterbeprozess selbst können auf methusalemische Zeitspannen hinausgezögert werden – technisch und medizinisch ist das bereits heute denkbar.

Solche Visionen rufen schon jetzt Soziologen, Rentenpolitiker und Demographen auf den Plan, Katastrophenszenarien zu entwerfen. Längst sind in dieser Ecke der öffentlichen Meinung die Hauptverantwortlichen für den Crash im Gesundheitswesen ausgemacht: Chronisch Kranke und Pflegebedürftige, überhaupt das Heer einer zunehmend älter werdenden Population kosten die Solidargemeinschaft unverhältnismäßige Summen. Allein die letzten zwei Lebensjahre schlagen gewaltig zu Buche und stehen in keiner Relation zu einst erbrachten Versicherungsleistungen. Schuld daran ist die moderne Medizin, die es erst ermöglichte, die durchschnittliche Lebenserwartung seit 1945 um rund 30 Prozent anzuheben; seit 1970 steigt die durchschnittliche Lebensdauer in jedem Jahrzehnt um vier bis fünf weitere Jahre. Es mag zynisch anmuten, wenn in Fachkreisen durchaus ernst gemeint über Maßnahmen zur Verringerung der Lebenserwartung diskutiert wird – zumindest ab dem Rentenalter. Denn der medizinische Fortschritt erweist sich immer mehr als ernst zu nehmende Bedrohung für das System eines Sozialstaates. Für das Jahr 2020 schätzt man die notwendige Höhe der Beiträge für Sozial-, Pensions- und Krankenversicherung auf mehr als 50 Prozent des Einkommens. Wer kann das bezahlen?

In Expertengremien denkt man über eine eingeschränkte medizinische Basisversorgung auf sehr niedrigem Niveau nach, um den Alterungsprozess nicht »unnötig« zu verschleppen. Braucht ein Rentner fatalerweise ein neues Organ, so wird genau geprüft werden müssen, ob sich diese Investition noch auszahlt. Nur wenn diese Lösung kostengünstiger wäre als zum Beispiel eine medikamentöse, kommt sie überhaupt in Betracht. Im Vereinigten Königreich wird dieses Verfahren faktisch schon seit Jahren praktiziert.

Begriffe wie »sozialtechnische« Lösung oder »gelenkte« Sterblichkeit dringen immer häufiger an die Öffentlichkeit. In diesem Zusammenhang wird der Palliativ-Medizin und der aktiven Sterbehilfe demnächst eine ganz andere Bedeutung zukommen, als dies bisher verstanden wurde. Aus dem Dilemma der Kostenspirale scheint es derzeit keinen Ausweg zu geben. Ein Mensch des 19. Jahrhunderts würde verblüfft den Kopf schütteln: Der Gesellschaft des 21. Jahrhunderts stehen die Mittel zur Verfügung, den alten Menschheitstraum vom »ewigen«, leidensfreien Leben zu realisieren. Gleichzeitig sucht man fieberhaft nach Möglichkeiten, die große Mehrheit wieder zu einem etatverträglichen Sterbeverhalten zu bringen. Diejenigen, die ohnehin nicht viel haben, werden auf eine Minimalversorgung herabgedrückt, während einige wenige sich künftig im genetischen Supermarkt ihre Traumexistenz zusammenstellen können.

Der Mediziner Linus Geisler beschreibt die zeitgenössische Crux des Medizinapparates sehr treffend:

»Die Verführungen des Medizinsystems sind längst nur noch in einem auf Kredit finanzierbaren Kaufrausch zu verwirklichen. Die höchste Form von Zynismus sei, so Adorno, die Manipulationen der Werbung zu durchschauen und das Produkt trotzdem zu kaufen. Das Ganze vollzieht sich in einem interdisziplinären Albtraum, in dem Molekularbiologen, Biophysiker, Gerontologen, Lifestyle-Spezialisten, Gesundheitsökonomen und Universal-Ethiker aus ihren Welt- und Menschenbildern eine Patchwork-Kreatur namens Mensch zusammenfantasieren, eine Art hoch komplexen, humanoiden Tamagochi, zum ›Liebhaben‹ ebenso geeignet wie zur programmierten Entsorgung.«

Was bedeutet diese Entwicklung politisch? Die Patienten der Zukunft müssen sich aus ihrer gleichermaßen aufoktroyierten wie selbst verschuldeten Unmündigkeit wieder befreien. Sie müssen zusammen mit verantwortungsbewussten Medizinern Druck auf die Politik und die Wirtschaft ausüben, damit im Gesundheitswesen nicht das Recht des Stärkeren (des Reicheren, des Mächtigeren) die Oberhand gewinnt.

# XI Ausblick

## Noch mehr Innovationen

In keinem anderen Gebiet der Wissenschaft, außer vielleicht in der Informatik, geht die Entwicklung so rasant weiter wie in der Medizin. Die theoretische Entwicklung findet nirgends sonst so schnell ihre praktische Umsetzung.

Die Innovationen im Bereich Molekularbiologie und Gentechnologie wurden ausführlich beschrieben, doch auch in anderen Bereichen gibt es Schwindel erregende Fortschritte, die nicht unerwähnt bleiben dürfen.

Die medizinische Revolution setzte relativ spät ein, als man Ende des 17. und Anfang des 18. Jahrhunderts damit begann, die Bedeutung von Hygiene und damit die Notwendigkeit sanitärer Einrichtungen zu begreifen. Erst als die Ratten aus den Städten verschwanden, Exkremente nicht mehr einfach auf die Straße gekippt werden durften, sondern über die Kanalisation entsorgt wurden, erhöhte sich das Durchschnittsalter von Männern und Frauen signifikant, denn durch hygienischere Lebensbedingungen sank die Gefahr tödlicher Infektionserkrankungen.

Ein zweiter Durchbruch gelang Crawford Long im Jahre 1842 mit der Erfindung der Narkose; dadurch konnten Patienten endlich schmerzfrei operiert werden. Nun wurde die

Chirurgie zur anerkannten Therapieform – bis dahin galt sie eher als Verzweiflungstat, die nur angewandt werden durfte, wenn alle anderen medizinischen Versuche gescheitert waren.

Als es dann dem Wiener Gynäkologen Ignaz Semmelweis gelang, durch die Einführung von sterilen Instrumenten bei Geburten und Operationen die Infektionsgefahr zu bannen, war die Entwicklung der Chirurgie nicht mehr aufzuhalten.

Mit der Erfindung von Impfseren und Antibiotika wie Penicillin in den 30er und 40er Jahren hatten Ärzte scheinbar unschlagbare Mittel gegen oft tödlich endende Infektionskrankheiten.

Wenn man überschaut, was heute auf operativem Sektor alles möglich ist, so scheint es kaum zu glauben, dass sich dieser vehemente Fortschritt innerhalb von gerade 100 Jahren vollzogen hat.

Chirurgen waren bis zur Mitte des 19. Jahrhunderts keine gefeierten Persönlichkeiten, jedenfalls weit vom Image der »Halbgötter in Weiß« entfernt. »Cheirurgos« kommt aus dem Griechischen und bedeutet nichts anderes als »Handwerker«. Im Gegensatz zu den geachteten Ärzten absolvierten sie nur eine handwerkliche Lehre und fungierten bei den renommierten Kollegen als Hilfspersonal, das der ärztlichen Aufsicht bedurfte.

Heute kann die minimal invasive Chirurgie mit dem Auge schon gar nicht mehr wahrnehmbare Operationen durchführen, die fast keine Narben hinterlassen. Durch die Anwendung einer speziellen Technik und den Einsatz von Hightech-Geräten wird der Patient kaum verletzt. So gelingt es inzwischen, große Operationen im Bauchraum durchzuführen – mit einem Schnitt von nur zwei Zentimetern. Auch die Entfernung eines Gehirntumors erfordert nicht mehr zwingend das Aufsägen der gesamten Schädeldecke. Die Neurochirurgen suchen sich andere Zugangswege, wie über die Augenhöhle oder den Gehörgang. Sie nutzen die physikalischen Gesetze des Kegellichtes, das ihnen erlaubt, mittels Spezialkameras das Operationsfeld optimal zu beleuchten. Auch große Tumore können so vollständig entfernt werden.

Dieses Verfahren der minimalen Eingriffe greift langsam auf alle operativen Bereiche über. Nebenbei erhofft man sich davon drastische Kostenersparungen, da die Patienten wesentlich schneller wieder entlassen werden können.

Das Computerzeitalter und die Hochleistungsrechner machen auch vor Operationssälen nicht Halt. So manche Szene könnte dabei direkt aus einem Sciencefictionroman entnommen sein.

## Der »Robodoc«

Es wird nicht mehr lange dauern, da werden sich Patienten entscheiden müssen, ob sie vom Herrn Professor operiert werden wollen oder von seinem metallenen Kollegen mit den besonders ruhigen Händen. In den Operationssälen der Welt häufen sich die Konkurrenzsituationen zwischen Roboter und Arzt. In der Herzchirurgie unterstützt der Roboter den Chirurgen bei der Bypass-Operation, er führt die Kamera und bereitet kleine Blutgefäße vor, die zur Blutumleitung am Herzmuskel eingenäht werden. In der Gehirnchirurgie hilft er emsig bei minimal invasiven Eingriffen zur Tumorentfernung.

In der Frankfurter Universitätsklinik ist »Robodoc Olli«,

wie er liebevoll genannt wird, fester Partner bei Hüftgelenksoperationen, die er zwar noch nicht ganz alleine bewerkstelligt, aber er fräst und raspelt mit einer Präzision, die ihresgleichen sucht. Mit einer Genauigkeit von 0,05 Millimetern sorgt er für absolute Stabilität der Prothese. Die so ersetzten künstlichen Hüftgelenke halten anschließend rund zwanzig Jahre, die manuell eingesetzten müssen durchschnittlich nach zehn bis fünfzehn Jahren ausgewechselt werden. Junge Ärzte fürchten allerdings um ihre Stellen, da der Robodoc einen Assistenten überflüssig macht. Die Patienten hingegen haben großes Vertrauen in den computergesteuerten Chirurgen, der niemals zittert. Bei der geringsten Irritation, zum Beispiel bei einer Bewegung des Patienten in der Narkose, stellt der Roboter sofort seine Arbeit ein und lässt den menschlichen Kollegen die Ursachen prüfen; erst wenn er dessen o.k. hat, geht er weiter ans Werk.

Allerdings kann nicht jedes Hüftgelenk von Olli operiert werden: Patienten mit brüchigen oder defekten Knochen benötigen nach wie vor das Einfühlungsvermögen und die Reaktion eines erfahrenen Orthopäden. Die Kassen begegnen dem neuen Operateur mit Skepsis und bezahlen häufig nur Fallpauschalen. Der Tatsache, dass die frisch Operierten bereits am folgenden Tag auf ihren neuen Hüftprothesen spazieren gehen können und nach 10–14 Tagen die Klinik verlassen dürfen, wird nicht zur Kenntnis genommen. Weltweit sind augenblicklich vierzig solcher Roboter im Bereich Orthopädie im Einsatz. Die Anschaffungskosten belaufen sich immer noch auf etwa 1 Million Mark.

Auch in der Allgemeinchirurgie kommt der elektronische Chirurg immer häufiger zum Einsatz, bei Operationen mit

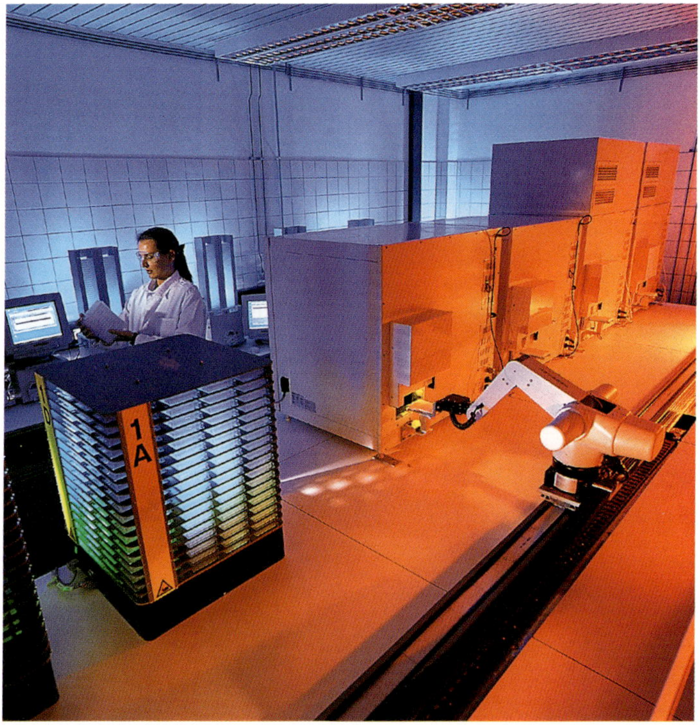


*SCREENING-ROBOTER BEIM TESTEN VON SUBSTANZEN*

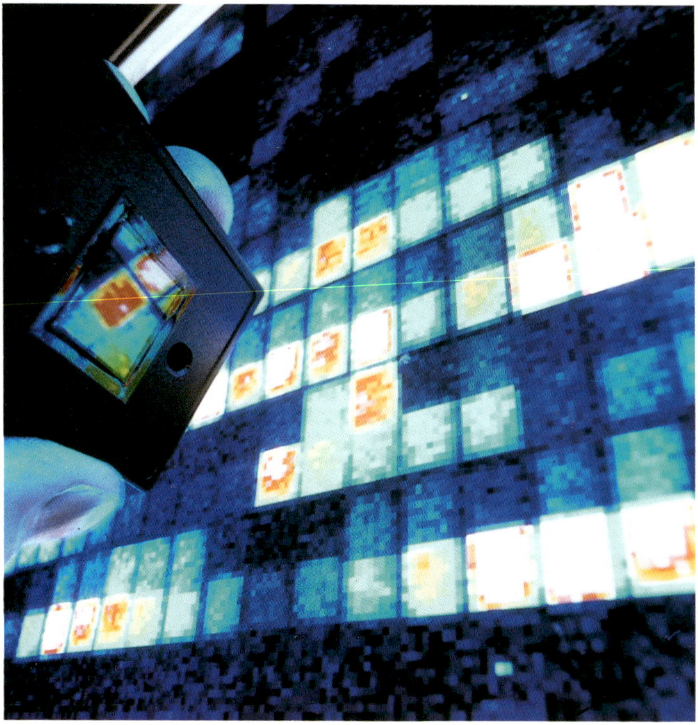

*EIN GEN-CHIP*

dem Laparaskop spielt er Kameramann und ermöglicht durch die Einsparung eines Assistenten die so genannte »Solochirurgie«. In Entwicklung ist auch ein elektronischer Helfer, der ferngesteuert Nähte setzen kann.

In der Neurochirurgie werden derzeit Prototypen entwickelt, die eigenständig und mit ruhiger Hand die kompliziertesten Eingriffe übernehmen können. Der Roboter ist computergesteuert und verfügt über alle individuellen Daten des Patienten. Er weiß präzise – vorausgesetzt man hat ihn mit den richtigen Daten gefüttert –, wo er ansetzen muss. Und er arbeitet alleine im OP; der Chirurg verfolgt das Geschehen in seinem Cockpit auf zahlreichen Monitoren und reagiert mit einem Joystick auf die Erfordernisse des Operationsfeldes. Die Daten sind alle in einem Rechner gespeichert und so wäre es zumindest vorstellbar, dass solche Operationen künftig auch ohne räumliche Nähe des Neurochirurgen durchgeführt werden. Dieser könnte theoretisch in jedem Teil der Welt operieren.

Ein weiteres Indikationsfeld für den emotionslosen Maschinen-Operateur vermutet man bei Transplantationen an der Großhirnrinde. Die Implantierung von Zellen ermöglicht wahrscheinlich die Verhinderung der Progression von Morbus Parkinson oder Alzheimer. Dabei sind Geräte im Einsatz, die noch nicht einmal den Durchmesser eines Frauenhaares aufweisen. Mit bloßen Händen wäre ein solcher Eingriff undenkbar.

Brandneu ist ein universeller Chirurgieroboter, der seine Premiere im Februar 2000 am Virchow-Klinikum in Berlin erlebt. Dort darf er mit Hilfe eines Arztes ein künstliches Ohr anbringen. Sein Erfinder Tim Lüth ist Professor für

Navigation und Robotik, er hat mit seinem Team den weltweit ersten zugelassenen Medizinroboter entwickelt, der vielseitig eingesetzt werden kann.

Dieser Roboter, sein geistiger Vater spricht lieber von »Assistenzsystem«, ist mit Daten gefüttert, die ihm ermöglichen, jeden einzelnen Schritt einer Operation zu kontrollieren. Er weiß genau, welche Handgriffe der Chirurg idealerweise auszuführen hätte. Die Aufgabe des Roboters besteht darin, die Bewegungsfreiheit des Chirurgen einzuschränken, sollte er abrutschen. So wird der agierende Arzt künftig keine schrägen Löcher mehr bohren oder Nerven verletzen.

## Diagnostische Innovationen

Ohne Computer und Hochleistungsrechner wäre der Einsatz von Robotern im Operationssaal nicht möglich. Doch auch der »gewöhnliche« Chirurg profitiert von der neuen Technik bei großen und schwierigen Operationen. Insbesondere bei Herzoperationen oder in der Neurochirurgie kann der Operateur den durchzuführenden Eingriff minutiös planen, simulieren und viele der möglichen Risikofaktoren ausschließen. Gerade diese beiden Gebiete sind sehr emotional besetzt. Die Vorstellung, am Gehirn oder am Herzen operiert zu werden, bereitet vielen Patienten immer noch Albträume und Ängste, die Operation erst gar nicht zu überleben. Die Information über die Möglichkeiten moderner Technologien kann hier einmal beruhigend wirken. Auch für die Forschung ergeben sich glänzende Perspektiven. An der Universität Oxford gelang es Wissenschaftern, das menschliche Herz im Computer nachzubauen. Das Resultat jahrelanger Forschung: ein dreidimensionales, realitätsgetreues, schlagendes Organ, das erstaunliche Einsichten ermöglicht. Das virtuelle Organ wird dazu verwendet, Annahmen zu überprüfen, über die bislang nur spekuliert werden konnte. Das gilt für die Untersuchung bestimmter Krankheitsursachen wie Herzinfarkt, Herzrhythmusstörungen oder Stoffwechselerkrankungen. Am Rechner kann alles bequem simuliert werden, ohne dass die virtuelle Pumpe Schaden nimmt. Auch neue Medikamente lassen sich damit risikolos testen. An der Reaktion des virtuellen Organs kann genau überprüft werden, ob ein neues Herzmittel greift, ob es unerwünschte Nebenwirkungen aufweist oder ob es vielleicht Substanzen gibt, die wesentlich bessere Effekte erzielen können. Und alles ohne Gefahr für Leib und Leben potenzieller Probanden.

Zulassungsbehörden und Pharmaindustrie reagieren positiv auf diese digitale Neuentwicklung des Elektrophysiologen Denis Noble. Vor geraumer Zeit drohten einem großen internationalen Pharmakonzern Schwierigkeiten: Patienten wiesen im Verlauf einer klinischen Studie mit einem blutdrucksenkenden Medikament beim EKG gefährlich anmutende Abweichungen auf. Normalerweise hätte das Unternehmen unzählige Nachprüfungen vornehmen müssen oder das Produkt wäre nie zugelassen worden. Das Unternehmen schaltete die Oxforder Simulatoren ein und konnte beweisen, dass keine Gefahr für die Patienten bestand. Selbst die kritische Food and Drug Association (FDA) zeigte sich beschwichtigt und ließ das Medikament zu.

Noble und sein Team wollen sich allerdings nicht mit der Simulation des Herzens begnügen. Das eigentliche Ziel besteht vielmehr darin, eines Tages den ganzen Menschen und seine gesamten Organe und Stoffwechselvorgänge digitalisieren und simulieren zu können.

## Eine ganz andere Dimension

Ganz ohne Computer kommt ein weiteres innovatives Diagnostikverfahren aus. Ärzte und Medizintechniker setzen auf die Holographie als Diagnoseverfahren der Zukunft. Durch räumliche Bilder aus dem Körperinneren, das man einscannt, kann man Untersuchungen vornehmen, die vorher stets einen chirurgischen Eingriff erforderten – beispielsweise zur Entnahme von Gewebeproben. Außerdem ist dieses Verfahren umfassend einsetzbar, egal, was die Ärzte am Innenleben ihrer Patienten interessiert. Für viele gilt die Holographie als dritte Dimension der Diagnoseverfahren der Zukunft, da diese Bilder ohne Rechner hergestellt werden können und man zu ihrer Betrachtung keine zusätzlichen Monitore benötigt. Um sonst derartig plastische Bilder zu bekommen, bedarf es unzähliger Aufnahmen der diversen Organe und leistungsstarker Computersysteme zur Verarbeitung der gelieferten Daten. Insbesondere in der Diagnostik von Tumoren verspricht man sich von diesem Verfahren sehr viel. Allerdings sind Forscher international noch damit beschäftigt, das richtige Holographieverfahren zu entwickeln. Noch ist es nicht so weit, die Holographie universell in der medizinischen Diagnostik einzusetzen. Dennoch gelten die Entwicklungen auf diesem Gebiet als viel versprechend.

## Telemedizin

Dieses Wort ist durchaus dazu angetan, Verwirrung zu stiften.

Es liegt das Missverständnis nahe, darunter alle im Fernsehen ausgestrahlten Gesundheitssendungen zu verstehen, von Diskussionen über Ratgebermagazine bis hin zu Arzt- und Krankenhausdramen. Weit gefehlt! Unter Telemedizin versteht man rein technisch den Austausch von Daten per Telekommunikationssystem, also per Telefon oder via Satellit. Es handelt sich um die Verknüpfung einer speziellen Software mit einer Technik, die es ermöglicht, medizinische Daten direkt vom Patienten zum Arzt zu übertragen.

Genutzt wird die Telemedizin bislang überwiegend von Herzpatienten, die mit kleinen Geräten von der Größe eines Walkman die Daten ihrer momentanen Herztätigkeit über das Telefon an den PC eines Kardiologen verschicken.

Diese neue Technologie wird nicht zuletzt wegen ihres wirtschaftlichen Potenzials gerühmt. Bereits im Jahre 2004 erhofft man sich einen Umsatz von über 250 Millionen US-Dollar.

Die Befürworter verheißen ungeheure Kosteneinsparungen im Gesundheitswesen. Durch rechtzeitigen Austausch zwischen Arzt und Patient können zahlreiche Risiken ausgeschlossen werden, ohne dass der Patient stationär in ein Krankenhaus eingewiesen werden muss, um sich dort aufwendigen und teuren Untersuchungen zu unterziehen. Er fühlt sich betreut und sicher und steigert dadurch auf preiswerte Art seine Lebensqualität. Außerdem bietet sich die Telemedizin auch als attraktives Instrument der medizinischen Infrastruktur für Länder wie Indien oder China an, wo die Bevölkerungsdichte zwar sehr hoch, die ärztliche Versorgung aber schlecht ist. Auf diese Weise lassen sich auch andere Patientenschichten mit chronischen Erkrankungen mit relativ wenig Aufwand betreuen – zum Beispiel Asthmatiker. Sogar in der Geburtshilfe könnte manche Summe eingespart werden. Viele werdende Mütter, die häufig mehrfach und oft viel zu früh in die Kliniken fahren, nur um anschließend wieder nach Hause geschickt zu werden, sollten nach Meinung der Telemedizinverfechter lieber entspannt zu Hause sitzen bleiben und die ersten Wehendaten per Telefon weitergeben. Der Computer kann dann genau errechnen, wann die Mutter das nächste Mal begründet den Kreißsaal ansteuern sollte.

Auch alte und bettlägerige Menschen sind auf diese Weise gut zu überwachen und brauchen ihre Privatwohnung nicht mehr gegen einen Platz im Altersheim einzutauschen.

Ob diese Betreuung ohne menschliches Personal allerdings den Heilungsprozess wirklich fördert, sei dahingestellt.

Vielleicht entstehen dadurch ganz andere Kosten, wie psychotherapeutische Maßnahmen aufgrund pathogener Vereinsamungssyndrome oder Paranoia, verursacht durch das Gefühl der Dauerbeobachtung. Möglicherweise muss künftig die Telemedizin von einer Gesellschaftsdame auf Krankenschein flankiert werden.

## Der Traum vom ewigen Leben – forever young durch Hormone

Die Medizin hat alles daran gesetzt, den Prozess des Alterns zu verlangsamen, wenn nicht gar zu stoppen. Noch ist es nicht möglich, die ewige Jugend für jedermann zu garantieren, das Altern und Sterben gänzlich zu besiegen, aber ein paar Jahre extra sind schon heute im medizinischen Supermarkt zu bekommen. Die Generationen unserer Enkel und Urenkel hingegen werden es nach manchen Prognosen ganz selbstverständlich finden, als fröhliche Oldies ihr altersloses, faltenfreies Konterfei allmorgendlich im Spiegel zu betrachten und dann die Liste der täglichen Discoveranstaltungen zu studieren. Vielleicht werden sie einmal der ewigen Wiederkehr des Immergleichen überdrüssig und sehnen sich nach dem Sterben wie Fosca in Simone de Beauvoirs »Alle Menschen sind sterblich«. Ihm wird auf geheimnisvolle Weise Unsterblichkeit verliehen und so muss er sich über sechs Jahrhunderte in fremden Gesellschaften und Kulturen zurechtfinden, wissend, dass er niemals einem wirklichen Freund oder Partner begegnen wird. Eines Tages beneidet er alle, die sterben dürfen und träumt von seiner eigenen Erlösung durch den Tod.

Der Traum vom ewigen Leben ist so alt wie die Menschheit und rückt langsam in Greifweite. Forscher haben inzwischen die Ursache für den natürlichen Alterungsprozess gefunden: Ab vierzig kommt es bei Männern und Frauen zu einem drastischen Abfall bestimmter Hormone – ein deutliches Symptom für den Beginn des Abstiegs. Altersbedingte Krankheiten kommen hinzu, wie bestimmte Krebsformen,

Diabetes Typ II, Rheuma, Arthritis, Herz-Kreislauf-Erkrankungen und andere. Mit dem erfolgreichen synthetischen oder gentechnologischen Nachbau körpereigener Hormone hat man wirksame Waffen gegen den Verfall geschaffen. Mit Hormonersatztherapien werden die Defizite einfach ausgeglichen, der Alterungsprozess aufgehalten. Man geht davon aus, dass eine hormonelle Substitution die durchschnittliche Lebenserwartung um 30 Prozent steigert und altersbedingte Erkrankungen verhindert.

## Östrogen und Progesteron

Eine der wohl bekanntesten und am weitest verbreiteten Substitutionstherapien ist die Gabe von Östrogen und Progesteron bei menopausalen Frauen. Dadurch werden unangenehme Folgeerscheinungen des Älterwerdens deutlich gemindert. Frauen, die während dieser Zeit Hormone einnehmen, leiden wesentlich seltener unter den sonst üblichen Begleiterscheinungen wie Hitzewallungen, Unruhe, Depressionen, Schlaflosigkeit und Abnahme der Knochendichte, also Osteoporose; die Haut trocknet weniger aus, und sie haben nicht so häufig Herz-Kreislauf-Probleme wie Frauen ohne Substitution.

Manche Frauen lehnen die Hormonsubstitution grundsätzlich ab, vielleicht aus Furcht vor den viel diskutierten Nebenwirkungen. Kritiker befürchten eine Zunahme von Brustkrebs und Gebärmutterkrebs. Das Gros der Studien konnte allerdings belegen, dass die Vorteile die möglichen Nachteile bei weitem überwiegen.

In esoterischen Kreisen wird jedwede Form von Substitution strikt abgelehnt, da sie natürlichen Prozessen zuwider handle.

Allgemein ist bei menopausalen Frauen jedoch eine zunehmende Akzeptanz der Hormonersatztherapie zu beobachten, nicht zuletzt, da es inzwischen sehr unterschiedliche Applikationsformen gibt. Jede Frau kann sich nun aussuchen, wie sie die Hormone zu sich nehmen möchte: gespritzt, als Tablette, in Tropfenform oder gar transdermal, also durch ein fast unsichtbares kleines Pflaster.

## Testosteron

Inzwischen wird auch der Mann als potenzieller Substitutionskandidat von Forschung und Industrie berücksichtigt. Spät, aber immerhin, wurde dem Tatbestand Rechnung getragen, dass auch Männer einem natürlichen Alterungsprozess unterworfen sind, der mit einem deutlichen Abfall des androgenen Hormons Testosteron einhergeht. Die damit verbundenen Nebenwirkungen wurden lange ignoriert. Männer leiden in der Folge häufig unter starker Antriebsschwäche, Libidoverlust, erektilen Dysfunktionen bis hin zu Impotenz, Depressionen und orthopädischen Problemen. Zudem verändert sich ab diesem Zeitpunkt das Verhältnis zwischen Muskelmasse und Fett, aparte Bierbäuche und übereinandergeschichtete Rettungsringe im Gürtelbereich legen davon trauriges Zeugnis ab.

Der alternde Mann ist erst seit kurzem Gegenstand der Forschung. Doch auch für ihn sind jetzt Hormonersatztherapien verfügbar, vor allem mit Testosteron – vorausgesetzt, er weiß um seine Probleme und ihre Lösungsmöglichkeiten.

Frauen sind diesbezüglich traditionell wesentlich besser informiert und versorgt, allein schon durch den regelmäßigen Gang zum Gynäkologen oder den Austausch mit Leidensgenossinnen.

Männer sprechen eher selten untereinander über den Verlust ihrer Männlichkeit; der Androloge als fachlicher Ansprechpartner hat sich noch nicht etabliert, und der Urologe befasst sich eher mit den prostatischen Konsequenzen des Alterns. Für Männer müssen erst noch medizinische Vertrauenspersonen geschaffen werden, die den Testosteronverlust als Krankheitsursache identifizieren und über die therapeutischen Möglichkeiten informiert sind. In Studien konnte nachgewiesen werden, dass regelmäßige Gaben von Testosteron bei Männern über 50 das Muskelgewebe kräftigen, den Gesamtcholesterinspiegel senken und damit effektiv dem Risiko von Angina pectoris oder Herzinfarkt vorgebeugt werden kann. Die sexuelle Aktivität nahm deutlich zu und damit auch das allgemeine Wohlbefinden.

## Wachstumshormone

Lange Zeit ging man davon aus, dass diese Hormone einzig dazu vorhanden seien, um den natürlichen Wachstumsprozess von Kindern zu steuern und dafür zu sorgen, dass die körperliche Entwicklung altersgemäß vonstatten geht. Wachstumshormone wurden lange Zeit nur dann substituiert, wenn die Gefahr von Zwergenwuchs drohte und Kinder in ihrer körperlichen Entwicklung weit hinter ihren Altersgenossen zurücklagen.

Man weiß erst seit etwa fünf Jahren, dass Wachstumshormone auch beim erwachsenen Menschen noch eine wichtige Rolle spielen.

Im Alter durchläuft der Organismus unterschiedliche Prozesse: Das Muskelgewebe schlafft ab, das Bindegewebe lässt nach, die Haut wird dünner und trocken, immer mehr Falten machen sich breit. Die Physiognomie verändert sich sichtbar, Frauen beklagen hartnäckige Rundungen am Oberschenkel, Hüften und Po, die Herren tragen die zunehmende Körperfülle gerne als Bauch vor sich her. Inzwischen weiß man, dass diese Veränderungen auf den Abfall der Wachstumshormone zurückzuführen sind. Durch Substitution lassen sich die unangenehmen Veränderungen zumindest über einen längeren Zeitraum hinausschieben und die sichtbaren Alterserscheinungen kaschieren.

Die Einnahme von GH (Growth Hormone) macht möglich, was teuerste Antifaltencremes, konsequente diätetische Askese und schweißtreibende Schindereien im Fitnessstudio nicht unbedingt bewirken.

## Melatonin

Melatonin gilt spätestens seit Mitte der 90er Jahre als die Wunderdroge gegen Altern, Stress, Jetlag, Schlaflosigkeit und Krebs, es galt als das Stimulans für das Immunsystem. Die Medien feierten das Wundermittel aus Amerika, Melatoninratgeber erklommen die Spitzenplätze in den Sachbuchlisten. Bald hatten die Hersteller Schwierigkeiten, die große Nachfrage überhaupt zu stillen, die Regale in den Drugstores waren leer geräumt, als ginge es bei der Kundschaft ums nackte Überleben. Ausgelöst wurde dieser Run durch mehrere veröffentlichte Studien, in denen zumindest im Tierversuch nachgewiesen werden konnte, dass ein konstanter Melatoninspiegel die Lebenserwartung von Mäusen drastisch verlängern kann. Ließe sich dies auf den menschlichen Organismus übertragen, dann wäre das Alter endgültig besiegt, verkündeten bereits allzu optimistische Wissenschafter. Besonders Wagemutige starteten kühne Selbstversuche – wenn Jugend, dann sofort. Als »anti-aging drug« konnte sich Melatonin wissenschaftlich noch nicht endgültig etablieren.

Zuvor hatte Melatonin nur als wirksames Einschlafmittel Furore gemacht. Eine kleine Dosis vor dem Zubettgehen reichte aus, um in tiefen, erholsamen Schlaf zu fallen – Probanden berichteten, dass sie zudem oft nur vier Stunden benötigten, um vollkommen ausgeruht zu sein.

Kein Zufall, denn die Epiphyse, die Zwirbeldrüse, beginnt nachts mit der Produktion von Melatonin und regelt so unseren Schlaf.

Melatonin ist eines der wichtigsten körpereigenen Hormone, regelt unseren Tag-Nacht-Rhythmus und unseren gesamten Biorhythmus. Dabei unterliegt es einem ganz bestimmten Kreislauf: Nachts steigt der Spiegel stark an und fällt gegen 2 Uhr 30 langsam wieder ab. Vom jeweiligen Verlauf dieser Kurve hängen zahlreiche andere lebensnotwendige Stoffwechselprozesse ab, wie zum Beispiel die Produktion von Wachstumshormonen. Jede Störung dieses hoch sensiblen biochemischen Gleichgewichtes wirkt sich auf den Organismus und das Wohlbefinden aus.

Die Melatoninproduktion reagiert überaus empfindlich auf alle möglichen Veränderungen wie Jahreszeiten, klimatische Veränderungen, wie Feuchtigkeit, Trockenheit, Wärme und Kälte, Reisen in andere Zeitzonen und, last but not least, das Alter.

Bei Kleinkindern ist die nächtliche Melatoninausschüttung sehr hoch, kurz vor der Pubertät vermindert sie sich drastisch. Ursache: Melatonin ist das Hormon, das die sexuelle Reife steuert. Im Laufe des Erwachsenwerdens nimmt die Melatoninproduktion langsam aber ständig ab. So haben wir ab dem 45. Lebensjahr nur noch die Hälfte dessen, was uns als Kleinkindern zur Verfügung stand. Bei Menschen ab dem 70sten oder 80sten Lebensjahr sind nur noch Spuren vorhanden; nicht umsonst klagen alte Menschen über schwere Störungen ihres Tag-Nacht-Rhythmus, der Volksmund spricht gerne von postseniler Bettflucht.

Einer der führenden Altersforscher ist der italienische Endokrinonologe und Immunologe Walter Pirpaoli. Er veröffentlichte einige sehr beachtete Studien über die eigentlichen Ursachen des Alterns. Im Tierversuch konnte er nachweisen, dass die Menge des produzierten Melatonins maßgeblich für den Alterungsprozess verantwortlich gemacht werden muss: Er transplantierte in alte Mäuse die Epiphyse von jungen Mäusen und umgekehrt. Das Resultat war eindeutig: Die alten Mäuse erholten sich schnell, bekamen ein seidiges Fell und wurden agiler, während die jungen Mäuse sehr schnell typische Alterserscheinungen aufwiesen. Die biologisch jungen Mäuse erlagen ihren Alterserscheinungen, wohingegen die faktisch älteren vergnügt und gesund weiter lebten. Mehr noch: Sie überschritten ihre tatsächliche Lebenserwartung um 40 Prozent.

Würde dies beim Menschen ebenso funktionieren, dann hätte sich die Menschheit einen ihrer größten Träume erfüllt – der überzeugende Beweis steht freilich noch aus. Fakt ist allerdings schon jetzt, dass Melatonin einer der besten Radikalfänger ist. Radikale sind die Hauptverantwortlichen für das Altern und das Entstehen bestimmter Erkrankungen, wie Krebs oder Herz-Kreislauf-Erkrankungen, da sie lebenswichtige Proteine zerstören. Standard ist bislang eine Substitutionstherapie mit Vitamin E, Vitamin C, Beta Carotin und Selen. Antioxidantien gelten als »Rostschutz« für die Zellen, sie bieten nachhaltigen Schutz vor Angreifern und fördern den gesunden zellulären Neuaufbau. Was eine Substitutionstherapie mit Melatonin wirklich im Kampf gegen das Altern bringt, werden erst Langzeitstudien und klinische Prüfungen am menschlichen Versuchsobjekt zeigen. Allerdings versprechen die bisherigen Resultate schon sehr viel.

## DHEA – das absolute Superhormon?

DHEA (DeHydroEpiAndrosteron) steht im Zentrum zahlreicher internationaler Forschungsprojekte. Man erwartet sich von diesem Hormon durchschlagende Erfolge gegen Krebs und hofft, in Kombination mit Melatonin die wirkliche Wunderdroge gegen das Altern gefunden zu haben.

In zahlreichen Versuchen wurde festgestellt, dass DHEA einen wirksamen Schutz gegen Herz-Kreislauf-Probleme darstellt, da es den Cholesterinspiegel senkt und die Gerinnungsfähigkeit des Blutes positiv beeinflusst. Weitere Untersuchungen haben außerdem ergeben, dass DHEA das Gedächtnis merklich verbessert, das Immunsystem leistungsfähiger macht, den Knochenabbau im Alter verhindert und den Organismus sogar vor Diabetes und Autoimmunkrankheiten schützen kann. Es hat sich auch gezeigt, dass DHEA Erschöpfungszustände und Depressionen wirksam bekämpft und starke Gefühle des Wohlbefindens und neue Lebenskraft vermittelt. Es lindert merklich die gefürchteten postmenopausalen Beschwerden, unterstützt den Abbau von Körperfett sowie die Östrogen- und Testosteronproduktion und steigert die Libido. So ist es nicht verwunderlich, dass Wissenschafter in aller Welt dieses bislang etwas vernachlässigte Hormon etwas genauer unter die Lupe nehmen.

Wie Östrogen und Testosteron ist DHEA ein einfaches Steroid-Hormon, weist jedoch einzigartige strukturelle Veränderungen auf. In seiner Funktion ist es mit der des Melatonins vergleichbar. Neueste amerikanische Forschungen belegten eine enge Wechselbeziehung zwischen den beiden Substanzen. DHEA wird vom Organismus morgens ausgeschüttet und fungiert gewissermaßen als Wecker. Es aktiviert den hormonellen Tagesumsatz und wird im Laufe des Tages verbraucht. Nach Einbruch der Dunkelheit, wenn die Melatoninproduktion einsetzt, wird es sehr schnell wieder abgebaut.

Ab dem 40sten Lebensjahr nimmt die DHEA-Produktion ebenso ab wie die des Melatonin. Bei Frauen führt das in der Folge zur eingeschränkten Östrogenproduktion und bedeutet den Beginn der Menopause. Beim Mann geschieht dasselbe hinsichtlich der Testosteronproduktion. Durch das

Absinken des DHEA-Spiegels nimmt die Fähigkeit, psychischen und physischen Belastungen standzuhalten, schleichend ab. Gleichzeitig kommt es zu einem Anstieg des Gesamtcholesterinspiegels mit allen damit verbundenen Risiken wie koronaren Herz-Kreislauf-Erkrankungen.

Wie Melatonin weist auch DHEA starke antioxidative Eigenschaften auf und gilt als bedeutender Protektor gegen bestimmte Erkrankungen:

Der DHEA-Spiegel ist dramatisch verringert bei Patienten mit Herzinfarkt, mit Herzkranzgefäßleiden, Arteriosklerose, Bluthochdruck und Störungen des Fettstoffwechsels; ebenso bei Männern mit Prostatabeschwerden und Frauen in der Menopause, bei Diabetikern, Patienten, die unter chronischem Müdigkeitssyndrom leiden, bei Autoimmunerkrankungen oder Alzheimer. Man weiß inzwischen, dass DHEA wesentlich für die Homöostase verantwortlich ist, also für die Ausgewogenheit des inneren Gleichgewichtes.

DHEA-Substitution gilt als das Mittel zur positiven Stressbewältigung, indem es den Abbau der Corticosteroide, also der Hormone fördert, die in jeder Stresssituation ausgeschüttet werden. Dabei ist es vollkommen unbedeutend, ob es sich um einen kurzen Zusammenstoß mit einem übelgelaunten Mitmenschen handelt oder um eine lang anhaltende Stresssituation wie Beziehungskrisen, Tod eines nahe stehenden Menschen, Probleme bei der Arbeit oder Krankheit.

Zudem können altersbedingte kognitive Defizite verbessert werden, da DHEA die Gehirnzellen offensichtlich vor Corticoidausschüttungen schützt – ein erhöhter Stresshormonspiegel wirkt sich nachweislich negativ auf die Gedächtnisleistungen aus.

Nach amerikanischen Forschungsergebnissen hat dieses »Superhormon« noch weitere Qualitäten aufzuweisen: Es regt das Immunsystem offensichtlich so an, dass es sich den Beinamen »Immun-Booster« erworben hat, gewissermaßen eine Rakete für das Immunsystem.

Amerikanische Wissenschafter plädieren für eine rechtzeitige Substitutionstherapie mit DHEA und Melatonin zwischen dem 40. und 45. Lebensjahr. Dadurch könnten alle altersbedingten Probleme gelöst werden oder würden gar nicht erst entstehen.

Ewige Jugend und potenzielle Unsterblichkeit in Pillenform aus dem Drugstore. Für jeden, der es sich leisten kann.

Die Gesellschaft und die Patienten werden sich erst daran gewöhnen müssen, dass sie – medizinisch gesehen – in einem Schlaraffenland leben. Niemals zuvor gab es derartige Möglichkeiten. Doch der medizinische und wissenschaftliche Fortschritt wird sich nicht durchsetzen, wenn er sich in einem gesellschaftlichen und politischen Umfeld entwickelt, das für diese Innovationen noch gar nicht gerüstet ist.

Wenn Gesundheit und langes Leben nach Klassen- und Schichtenzugehörigkeiten verteilt werden, dann sind politische und soziale Kämpfe programmiert. Das traditionelle Krankenversicherungs- und Pensionssystem ist heute schon am Ende seiner Leistungsfähigkeit und spaltet die Gesellschaft in mehrere Klassen: Wer es im Alter angenehm haben will, muss selbst dafür sorgen. Bis die medizinischen Innovationen zum allgemeinen Standard werden, müssen noch viele Jahre ins Land gehen. Gute medizinische Versorgung wird zum Luxusartikel, ebenso wie unbeschwertes, gesundes Altern.

Eine neue Ethik wird erforderlich sein, die moralische und soziale Normen entwickelt, die Grundlage einer allgemeinen Gesetzgebung werden müssen.

Die Medizin des 21. Jahrhunderts birgt ein ungeheures Potenzial, im Positiven wie im Negativen. Sie bedarf eines wirksamen Korrektivs, das missbräuchlichen Umgang verhindert. Denn was nutzt der ungeheure Fortschritt, wenn am anderen Ende bereits darüber nachgedacht wird, wie dieser wieder zu stoppen sei – zu Lasten der sozial Schwachen?

Alle werden umdenken müssen: Politiker, Ärzte, Patienten. Medizin ist zur Designerware geworden und nicht mehr für jeden erschwinglich. Darin liegt eine gewaltige Herausforderung: Die Auseinandersetzung mit dem Thema Gesundheit ist nicht zuletzt aufgrund der modernen Technologien zu einem zentralen Wirtschaftsfaktor geworden.

Der Fortschritt in der Medizin und alle damit verbundenen Chancen und Risiken sind ohne Revolutionierung des Denkens in der Praxis nicht mehr zu bewältigen. Die Zukunft wird zeigen, ob die Gesellschaft und damit jeder Einzelne dieser Aufgabe gewachsen ist oder ob es zu einem weltweiten Klassenkampf mit nie dagewesenen Parolen kommen wird, bei dem das Recht auf Gesundheit und langes Leben zum zentralen Konfliktfeld gesellschaftlicher und staatlicher Auseinandersetzung wird.

# Anhang

# Ausgewählte Literatur

Pschyrembel: Klinisches Wörterbuch, de Gruyeter, Berlin, New York 1998.

Dr. med. Jürgen Brater: Lexikon für Patienten, Verlag Gesundheit, Berlin 1998.

Kursbuch Gesundheit, Kiepenheuer und Witsch, Köln 1990

Gabriele Kautzmann: Krieg in unserem Körper – wie das Immunsystem unser Leben schützt, Zabert Sandmann, München 1998.

Detlev Rüster: Alte Chirurgie – von der Steinzeit bis ins 19. Jahrhundert, Berlin 1999.

Zukunft der Gentechnik: Welche Nutzen, welche Risiken, Eichborn 1997.

Seth Shulman: Owning the Future, USA 1999.

Marvin Cetron and Owen Davies: Probable Tomorrows – How science and Technology will transform our lives in the next twenty Years, USA 1997.

Publikationen des Verbandes Forschender Arzneimittel, Bonn 1999.

Publikationen und Studien des German Human Genomproject, Berlin 1999.

# Register

# Bildnachweis

| | | |
|---|---|---|
| S. 33 | oben | © Aventis Pharma |
| | unten | © Sondermann/Aventis Pharma |
| S. 34 | oben | © Bayer |
| | unten | © Bayer |
| S. 67 | oben | © Aventis Pharma |
| | unten | © Dietmat Buchelt/Aventis Pharma |
| S. 68 | oben | © Fleishman-Hillard |
| | unten | © Bayer |
| S. 101 | oben | © Bayer |
| | unten | © Bayer |
| S. 102–103 | | © Bayer |
| S. 104 | oben | © Walter Kloos/Aventis Pharma |
| | unten | © Walter Kloos/Aventis Pharma |
| S. 137 | | © Sondermann/Aventis Pharma |
| S. 138–139 | | © Bayer |
| S. 140 | oben | © Walter Kloos/Aventis Pharma |
| | unten | © Bayer |
| S. 173 | | © Bayer |
| S. 174 | | © Sondermann/Aventis Pharma |
| S. 207 | | © Bayer |
| S. 208 | | © Aventis Pharma |

Dank ergeht an die Firmen Aventis Pharma, Bayer AG und Fleishman-Hillard, die freundlicherweise das in diesem Buch abgedruckte Bildmaterial zur Verfügung gestellt haben.



www.deuticke.at



Gestaltung: Ekkehard Wolf

Umschlaggestaltung: Robert Hollinger

Umschlagfoto: © Tony Stone Bilderwelten/Laurence Dutton

Druck: Wiener Verlag, Himberg

Printed in Austria

ISBN 3-216-30516-3